足疗养生

主　编

颜庆佳　谢英彪

副主编

黄志坚　雷丽琪　周丽清

编著者

张雪芳　丁雪竹　邹学兰

张　敏　陈　莉　苏　敏

沈　锐　陈绍明　王　丽

陈泓静　虞丽相

金盾出版社

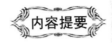

内容提要

　　本书分七部分,分别介绍了如何利用足疗养生保健和防病治病,包括足疗养生的基础知识、养生保健的足疗方法、足疗防治内科病症、足疗防治外科病症、足疗防治男科病症、足疗防治妇科病症及足疗防治儿科病症。其内容丰富,方法科学实用,适合于广大群众及中医爱好者阅读参考。

图书在版编目(CIP)数据

　　足疗养生/颜庆佳,谢英彪主编．—北京:金盾出版社,2017.9
　　ISBN 978-7-5186-1243-7

　　Ⅰ.①足…　Ⅱ.①颜…②谢…　Ⅲ.①足—按摩疗法(中医)
Ⅳ.①R244.1

　　中国版本图书馆 CIP 数据核字(2017)第 045934 号

金盾出版社出版、总发行

北京太平路 5 号(地铁万寿路站往南)
邮政编码:100036　电话:68214039　83219215
传真:68276683　网址:www.jdcbs.cn
封面印刷:北京印刷一厂
正文印刷:北京万博诚印刷有限公司
装订:北京万博诚印刷有限公司
各地新华书店经销
开本:850×1168 1/32　印张:11　字数:239 千字
2017 年 9 月第 1 版第 1 次印刷
印数:1~5 000 册　定价:33.00 元
(凡购买金盾出版社的图书,如有缺页、
倒页、脱页者,本社发行部负责调换)

前｜言

　　足疗包括足部药浴和足部按摩两个方面,均为简便灵验的外治自然疗法,有着悠久的历史渊源和深厚的民间基础。民间早有"树老根先竭,人老脚先衰""养人护足,养树护根""寒从脚下起,病从脚上生"的谚语,说明从古至今,足疗养生一直受到人们的重视。将药浴和按摩用于足部保健,是近年来广为流行的一种养生保健、防病治病的方法,正逐渐与休闲活动结合起来,各地足疗中心、足疗店应运而生,家用泡足盆和电足疗器十分畅销。足部药浴和按摩可以放松身心,消除快节奏生活带来的紧张感、疲劳感,应用范围也从治病疗疾拓展到养生、保健、美容、养颜、护肤、抗衰老、明目聪耳、健脑益智等方面。

　　足疗养生起源于我国新石器时代,我们的祖先用热水泡足,用砭石等器具按摩足底及全身,以减轻和消除病痛。在我国最早的医学专著《黄帝内经》中对足疗就有记载,并上升到理论高度。如今的足部反射学知识,丰富了足疗理论与内容。

　　足部药浴是在中医辨证施治原则下,选用适合的药物制成药液,通过熏蒸和泡浴来充分发挥水温和药物的药理作用,达到养生保健和防病治病目的的方法,具有扩张血管,加强血液循环,促进新陈代谢,镇痛消炎,排泄毒素和多余水分的作用。正所谓:春天洗脚升阳固托,夏天洗脚湿邪乃除,秋天洗脚肺腑润育,冬天洗脚丹田暖和。足底分布着各器官的反射区,人的心、肺、肝、脾、肾、胃、肠等脏器在足底都有特定的反射区,按摩这些反射区可协调脏腑功能,起到促进血液循环和养生治病的作用。

　　足疗的具体方法多种多样,内涵较深,一直为少数专业人员所掌握,一般群众对其机制和具体操作方法了解甚少。为了满足广大群众足疗养生的愿望,让足疗走进千家万户,我们组织有关足疗专家、中医专家编写了《足疗养生》一书。本书主要读者为普通家庭的一般群众和足疗行业的从业人员。

作　者

目　录

一、足疗养生的基础知识

（一）足部药浴历史悠久

足部药浴，又称洗足疗法、泡足疗法、浴脚疗法，是用热水或药液浸泡双脚，达到防病治病、强身健体、延年益寿目的的一种方法。

足部药浴历史悠久，源远流长，它属于自然疗法中洗浴疗法（又称熏洗法、泡足法）的范畴。足部药浴疗法始于民间，我国古代劳动人民在用水清洗身上污垢的过程中发现，洗浴具有清洁卫生、消除疲劳等养生保健作用，并有消除机体某些疾病的功效，进而逐步产生了采用药物浸泡液、煎煮液，通过浸泡、外洗、熏蒸双足等部位防治疾病的想法和做法，这可能就是泡足疗法的起源。自古以来，人们就把"睡前一盆汤"看作是养生保健的有效措施和习惯。

据文献记载，早在周代，人们便了解了沐浴、泡足的治病作用，《周礼·曲礼》中便有所记载。中医经典著作《黄帝内经》一书，将泡足疗法上升到理论高度，如《素问·阴阳应象大论》认为，"其有邪者，渍形以为汗""寒者热之，热者寒之……摩之浴之"；《素问·至真要大论》说"脾风……发瘅、腹中热、烦心、出黄……可浴"；《素问·玉机真藏论》中指出了药浴与

足浴的适应证,《灵枢·百病始生篇》还指出了"用力过度,若入房汗出,浴则伤肾"等洗浴疗法的禁忌证。这些均为泡足疗法奠定了理论基础。汉代的药浴及泡足疗法已广泛用于临床,在药物学专著《神农本草经》中,有众多的中药都明确标明"可做浴汤"。东汉时代的张仲景在《伤寒杂病论》中更有狐惑病用苦参汤熏洗,脚气冲心用矾石汤泡足的记载,为泡足等熏洗疗法起到了承前启后的作用。晋代与南北朝时期,熏洗及泡足疗法还被推广适用于重急症,如葛洪《肘后备急方》中便有:"治卒心腹烦满,又胸胁痛欲死方,以热汤令灼灼尔,渍手足。""治霍乱心腹胀痛……浓煮竹叶汤五六升,令灼已转筋处。"到唐代,包括泡足在内的熏洗疗法已被广泛运用于内科、外科、妇科、儿科、皮肤科、五官科各科病症的防治;孙思邈在《千金要方》一书中,对浴洗法、浸洗法、泡洗法均有详细论述。宋、金、元时代,洗浴疗法有了进一步发展,相关的药物和方剂层出不穷,仅《太平圣惠方》中就载有洗浴方163首,《圣济总录》中也载有洗浴熏洗方40余首。明代,对包括泡足在内的熏洗疗法的运用则更为普及,我国历史上最大的方书《普济方》中,收载的熏洗方百余首;李时珍《本草纲目》中收载的熏洗、药浴方达数百首之多。清代,熏洗疗法等自然疗法得到了空前的普遍应用,尤其值得一提的是,清代外治宗师吴师机,对包括泡足在内的药浴疗法做出了史无前人的贡献。他在《理瀹骈文》一书中,对药浴、熏洗的理论基础、作用机制、辨证施治、药物选择、使用方法、主治功效、适用病症、注意事项等,均有深入而实用的阐述,他

提出了"外治之理，即内治之理"的著名论点，认为"虽治在外，无殊治内"的治疗原则，并创立整理了药浴验方79首，至今仍具有重要的指导意义和很好的实用价值。

1973年，湖南马王堆三号汉墓出土的《五十二病方》一书，其中记载有雷丸药浴、泡洗治婴儿癫痫等多种病症的方法。治疗小腿挫伤的泡足方法更为独特，具体方法是将中药煎煮成药液倒入盆中，内置可以滚动的木踏脚，病人将足放入汤药中洗浴、浸泡，熏蒸时，足踩木踏脚，可随意滚动按摩足心，容器中的药液可随时增加热水，以保持有效的温度。这便是泡足方法和泡足器械的最早文字记载。

中华人民共和国成立后，随着社会的发展，科技的进步，足浴这一传统的外治法与其他自然疗法一样得到了较快的发展。特别是近10年来发展异常迅速，"泡足坊""足浴中心""足疗保健中心"已遍及城镇的大街小巷，泡足保健的方法受到广大群众的欢迎，各种多功能的泡足器也不断问世，有关泡足疗法的论文散见于各类期刊，泡足书籍也不断涌现。泡足疗法已引起中国港澳台地区、东南亚各国及全世界的关注与重视。

日本药浴（包括足部药浴）的历史也十分久远，最早上溯到平安时代（公元9世纪）弘法大师在京都东寺院开设了最早的药浴堂，至镰仓时代（公元13世纪）各寺院相继设药浴堂曾作为疗养院对市民开放。到江户时代（17世纪初）五木（桃、柳、桑、槐、楮）八草（艾叶、菖蒲、松针、杉叶、忍冬、柚叶、车前草、无花果）等为名的药浴堂随处可见；近代盛行"端午

菖蒲浴,立夏桃叶浴,秋分松针浴,冬至柚子浴"风俗至今仍被沿用。

现代药浴以汉方理论为指导,精选高丽参、当归、川芎、番椒、桂皮、松藤等数十种天然生药精制成浴剂,适用于神疲乏力、肩周炎、腰腿痛、神经痛、关节炎、肢端青紫、冷症、痔疮等病症。对于汗疹、湿疹、冻疮及冬季肌肤粗糙、皲裂等效果更显著。

现在,随着高科技的发展,提取天然药物精华再加入保湿因子、B族维生素、维生素 E 和减肥酵素、香料的药浴剂应运而生,使人们在家中即可享受到药浴的芳香。

(二)足部按摩起源久远

足部按摩的起源目前有两种说法:一是起源于中国,其依据是早在新石器时代,距今约七八千年前,我们的祖先就已用砭石等器具按摩身体,从而减轻和消除病痛,而且古人大多赤足行走,就是天然的按摩。之后,在我国的医学专著《黄帝内经》《素女真经》及华佗的足心道、司马迁的《史记》、葛洪的《肘后备急方》等一些书籍中均有足疗法的记载。当然,古代的足疗法是中医学的一个组成部分,尤其是与中医按摩学、经络学有着密切的关系。那么,中国的足疗法是如何传到国外的呢?有人认为可能是在唐代昌盛时期传入日本等国家,也可能是在清朝时期外敌入侵,文献大量流失至国外……具体说法尚不一致。二是有的西方学者认为,足疗起源于埃及。例如,美国伊塞尔(Christine issei)在《反射学的技艺、科学与历史》一书中称，1979年在埃及金字塔中发现了一幅手足按摩图画，证明在公元前2500年前后，埃及就已运用按摩手部、足部的方法来保健治病。后又流传到阿拉伯国家及欧洲一些国家。

至于足部按摩的发展，国内外均有很多的记载，现选编部分资料以供读者参考。

20世纪初，在1913年美国医师威廉·菲兹杰拉德博士利用现代医学的方法研究反射疗法，并于1917年发表了《Zone Therapy》(《区带疗法或区域疗法》)，他所发现的区域不同于中医的经络分布，他认为人体可以垂直划分为10个区域，10条垂直带分别延伸到人体的双足和双手，即双足和双手分布着每个区域包含的脏腑组织、器官相对应的反射区。

20世纪30年代，美国人尤尼斯·英厄姆女士在威廉·菲兹杰拉德等研究的基础上，对人体组织器官在足部投影的反射区做了更精确的改进，并于1938年出版了《足的故事》。英厄姆女士在1945年还创办了美国第一所反射学校。

德国玛鲁卡多女士拜英厄姆女士为师，并与她一起研究和实践。1975年，玛鲁卡多女士出版了《Reflexzonarbeit amfub》(《足反射疗法》)。至此，足部反射区图基本确定下来，该书印数超过10万册。

据说，瑞士的修女海迪·玛萨福瑞在中国传教期间曾得到了一份中国民间流传的足部按摩图画资料，回国后整理、研究出版了《Gesund indie ZukunfrVon Hedi Masafret》，后又经他人译成英文《Goodhealth for the future》(《未来的健

康》)。之后,在瑞士的医院和民间就普遍流传开来。

日本的足疗是以柴田氏的"足心道"为代表,他们是以中医的经络学说为主要理论基础进而发展起来的。当然,在日本也有西方足反射疗法的流派。日本出版了许多有关足疗的书籍,如五十岗康彦的《脚底按摩健康法》、柴田和德的《足穴健康法》。1990年,在日本东京召开的"若石健康法"世界学术研讨大会,推动了足部按摩疗法的发展。

20世纪70年代初,中国台湾的瑞士籍神父吴若石在一个偶然的机会接触到了足疗,并亲身体验足疗治好了自己多年的关节炎,于是对这种治病方法产生了浓厚兴趣,之后回到瑞士,系统学习了足部按摩方法。最后,他又回到台湾潜心研究、实践、推广足部按摩,并请台湾的李百龄把《未来的健康》翻译成中文,改称《病理按摩法》,这为中国大陆足疗的兴起和发展奠定了基础。1982年,吴神父与台湾的陈茂松、陈茂雄兄弟成立了"国际若石健康法研究会",致力于推广足疗事业,经研究把足部的反射区由原来的56个扩展到62个。

在吴若石的努力下,足疗由中国的台湾和香港逐渐传入大陆,他的弟子陈茂松、陈中干分别于1988年、1990年到广州、北京等地举办培训班和讲座,至此中国大陆的足疗开始盛行起来。近10年来,国内足疗事业取得了可喜的发展:

1988年,江苏海门成立了全国第一家县级脚部按摩研究会。

1990年4月,北京召开了第一次全国足部反射区健康

法研讨会。

1991年7月,全国性的民间学术团体——中国足部反射区健康法研究会在北京成立。

1993年6月,中华预防医学会足部健康法专业委员会在北京成立。它的成立标志着足部按摩正式被政府承认。中国是世界上第一个承认足部按摩的国家。

1995年10月,在哈尔滨召开了全国第二次足部健康法学术交流会。

1998年9月,在江苏省海门市召开了全国第三次足部健康法学术交流会。

1999年5月,国家劳动和社会保障部将"足部按摩师"纳入《中华人民共和国职业分类大典》,成为中国政府承认的一个职业。

2000年11月,国家卫生部职业技能鉴定指导中心颁发了《关于开展反射疗法师培训及进行技术等级鉴定的实施意见》,使反射疗法师成为卫生行业一个新的职业。

足部按摩以其自身独特的医疗和保健作用,正引起全世界的广泛重视和关注,国内外都在深入开展这方面的研究工作。

(三)足与内脏的关系

中医学认为,足与内脏有密切的关系,人体各组织器官在足部都有固定的相对应的反射区分布。经长期实践发现:若将一个人双足并拢,双足便组成一个盘曲而坐的人的图像

（图1），而且人体各组织器官分布在双足的反射区位置，是
按照机体各组织器官的正常解剖位置排列的。

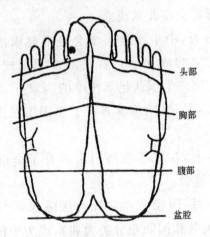

图1　内脏在足底的反射区域

反射区具体分布规律：①足底是内脏，足背是躯干、面
部，足内侧是脊柱，足外侧是四肢，足跟是盆腔。②上下对
应，头部交叉，同左同右。

1. 区域分布

（1）足底是内脏，即足底的反射区代表脏腑器官，如心、
肝、脾、肺、肾等。

（2）足背是躯干和面部，即足背反射区代表躯体和颜面
部，如肋、面部等。

（3）足内侧是脊柱，即足内侧的反射区代表人体脊柱和
分布于正中线上的器官，如鼻、膀胱等。

（4）足外侧是四肢，即足外侧代表人体的上肢和下肢。

（5）足跟是盆腔，即足跟代表人体的盆腔部分，如睾丸、卵巢、尿道、阴道、子宫、前列腺、臀部等。

2. 交叉对应

（1）上下对应，即从双足足趾到足跟，对应人体头部到臀部。也就是说，双足的拇趾对应人的头部，双足的脚掌对应胸部，足心对应腹部，足跟对应盆腔。

（2）头部交叉，即人的头部各器官的反射区都在足趾上，但由于神经在颈部交叉向下，因此头部左侧器官的反射区在右脚上，其右侧器官的反射区在左脚上，如左眼的反射区在右脚上。

（3）同左同右，即人体左边的器官，其反射区在左脚上（如心、脾、降结肠、乙状结肠），而人体右边的器官，其反射区在右脚上（如肝、胆、盲肠、阑尾、升结肠）。另外，人体左右对称的器官在足底都有反射区，也是同左同右（如肺、肾、输尿管等）（图2）。

足是人体重要的组成部分，位于人体最低位置，由26块骨头，33个关节，20条肌肉和100多条韧带组成，十分协调地承受着身体的全部体重，与身体健康有着密切的关系。

人是哺乳动物中寿命最长的。近代科学研究发现，在人类进化的漫长历史中，正是双脚直立促进了大脑的发达，增长了人类的寿命。由此可见，足是人类进化的关键。步态稳健，行走如飞，往往是健康长寿的标志。而人的衰老，也首先表现在双足，如两足痿软无力，往往是肾气衰退的征象。足

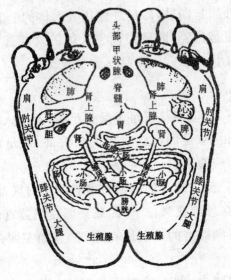

图2　人体器官足底反射区分布

部的疾病也反映了脏腑的功能,如肝经湿热下注而生足癣。另外,足部的保养失当,"热毒之气,暴发于皮肤间,不得外泄,蓄热为丹毒""足部之疡,积滞蕴热,则发水疗(类似气性坏疽)"。人体各个器官在足底都有相应的反射区,所以泡足结合足部按摩是促进健康、防病治病的有效方法。

　　中医经络学说认为,足是足三阳经和足三阴经循行交接之处。足三阳经循行于足的外侧及足背部,足三阴经则循行于足的内侧。足心为肾经的井穴"涌泉"所在,大拇趾是肝、脾两经的通路,第二趾为胃经的止点,第四趾属胆经,小趾属膀胱经。

足与肝、胆、脾、胃、肾、膀胱等脏腑的关系最为密切,用温热水和药液直接熏蒸、浸泡刺激双足,并反复按摩足踝的内侧、外侧、足背、足底等部位,能治疗有关脏腑经络的病症。

(四)足部药浴的作用机制

足部药浴疗法是内病外治的一种方法,也是养生保健、强身健体的一项有效措施。古代民谣称谓:"一年四季都是沐足天:春天洗脚,生阳固脱;夏天洗脚,祛除暑湿;秋天洗脚,肺润肠濡;冬天洗脚,丹田温灼。"实为对足部药浴功能的形象概括。其具体的作用机制如下。

1. 促进血液循环

脚离心脏最远,又处于人体的最低位置,是末梢血液循环相对较差的部位,加之足部缺少皮脂腺,而汗腺分布又相对较多,这样就容易消耗热能,保暖功能较差,故有"寒从脚上来,病从脚上起"之说法。通过泡足、蒸足时水的热刺激,可以促使血管扩张,外周阻力降低,提高血液的流量和流速,进而改善整体的血液循环,这符合中医"血遇热则行,遇寒则凝"的道理。由于血液循环的改善,就为各组织器官,甚至每个细胞提供更多的氧气和养分,进而促进新陈代谢,达到保健治病的目的。这与中医"痛则不通,通则不痛"之说相吻合,因此足部药浴疗法对心脑血管病、关节酸痛、肠胃不适等疾病均有显著疗效。

足疗养生

2. 增强汗腺及皮脂腺排泄功能

通过对双足的热刺激，能使全身毛孔扩张，汗腺、皮脂腺等排泄功能增强，因而足部药浴后，尤其与熏蒸结合后，几分钟就能使人全身发热冒汗，通过排汗，可以把体内各种各样的混合物（有害物质）带出体外。又据实验资料表明，尿素氮是一种代谢的废物，一般通过尿从人体中排出，但当肾脏的功能发生障碍时，它就积聚在血液里，可以通过汗液排泄。另外，药液熏蒸足部药浴后使双足暖和，可以"引热下行，调和气血，祛风除湿，温经散寒"。因此，足部药浴对伤风感冒、汗代谢异常、皮肤病等均有较好疗效。

3. 增强内脏功能

足部药浴时热水及蒸气对足部的反射区和经络能进行有效刺激，从而达到调节和增强脏器功能的目的，收到保健治疗之功效。另外，足部药浴后由于足部皮肉组织软化和皮肤滑润，再对症施于足部按摩，则增强内脏功能的效果更为显著。

足部药浴可将药物直接作用于皮肤、孔窍、腧穴，能迅速直达病所，达到内病外治的目的。同时，由于药浴疗法可避免药物直接进入人体大循环，从而减少对肝脏、肾脏的毒副作用，更有利于增强内脏功能。

4. 增强免疫功能

由于足部药浴在促进全身血液循环的同时，也相应地改善了淋巴液的循环，淋巴系统组织对外有抑制病毒、细菌的防卫作用,对内有抑制致病菌的作用。淋巴循环的加快,可以使淋巴细胞不断产生抗体,从而增强了人体免疫功能。经观察,足部药浴对反复感冒等多种免疫功能低下的疾病有效。

5. 促进新陈代谢

由于足部药浴可使足部与全身血液循环得到改善,进一步促使各内分泌腺体分泌各种激素,调节体内脂肪、蛋白质、糖、水和盐的代谢平衡,从而改善人体的新陈代谢和内、外环境相对稳定,促进机体健康。

6. 调整血压

由于足部药浴能使全身血液循环得到改善,大、小循环畅通,改善了小静脉回流功能,从而取得降血压效果。原发性高血压的病人,其自主神经兴奋、抑制功能紊乱,血管的收缩、舒张功能发生障碍,小动脉处于痉挛状态。通过足部药浴能改善以上病理状态,从而可起到防治高血压的作用。另外,足部药浴有双向调节血压的作用,对低血压也有效,只是药液配方不同。

7. 降低血液黏稠度

肥胖者和一些老年人的血液呈高黏滞状态,血液流动缓慢,尤其是平常运动量少、血脂高、血液黏稠度高的人,在晚上睡眠时易发生脑血栓,可以出现头痛、头晕、神志不清、半身不遂,甚至昏迷等症状,常危及生命。脑血栓是目前临床上常见的脑血管病,在全世界发病率、病死率都位于前三位,严重威胁着人们的生命。然而,通过足部药浴及适度的温热药液的良性作用,可以促进血液循环,降低血液黏稠度,使血液流动朝正常状态转化,最后恢复良性循环。因为流动的液体都遵循"得热则溶,遇寒则凝"的自然规律,足部药浴能降低血液黏稠度的原理即在于此。可见足部药浴疗法对预防脑卒中等疾病有重要价值。

8. 消除疲劳,恢复体力

由于足部药浴可以促进双足及全身的血液循环,增强人体的新陈代谢,放松紧张的下肢及全身肌肉,消除体内疲劳物质,所以可以消除疲劳。革命战争年代,部队天天行军打战,就是靠每晚的热水泡足来消除疲劳,恢复体力的。在外徒步工作及旅游的人,也多有用热水泡足消除疲劳的经历及体会。

9. 改善睡眠

每晚临睡前用热水泡足可使下肢循环血量增加,并可借助皮肤感受器而作用于中枢神经系统,使头部的血液相对减少,从而使人容易入睡,所以对失眠症等神经衰弱的患者有明显疗效。

10. 活血通络

人体由于感受风、寒、湿三种邪气,并滞留于经脉、肌肉、关节,可造成经脉闭塞,气血瘀滞。中医学认为"血遇热则行,遇寒则凝",因而治病原则是以通为用。水的热力可使毛孔疏通、腠理开泄,气血通畅,瘀者得疏,滞者得行,从而起到

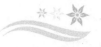

舒筋通络,活血化瘀,消肿止痛的作用。

11. 祛寒除湿

双足在药液热力作用下,可使全身血流迅速加快,腠理得以开泄,引起全身冒汗,多种有害物质随着汗液排出体外,这时耗氧量大,淋巴液回流增多,呼吸频率增快,促进了氧气和营养的供应及肌肉的放松,既有体育运动的效果;又无体育运动之疲劳,从而达到祛寒除湿,祛病健身的目的。

12. 缓解肌肉痉挛

泡足可缓解肌肉痉挛及由此产生的疼痛,这已被临床实践所证实,像跌打损伤引起的痛性痉挛,慢性风湿性关节炎引起的僵硬,小腿腓肠肌痉挛,踝关节扭伤引起的痉挛疼痛,胃平滑肌痉挛所致的寒性胃痛等,均可通过足部药浴得到明显的缓解。

13. 解除紧张和忧虑

一个人遇到家庭纠纷,或升学、就业、婚姻等方面的困难和不愉快的事情,便会感到心气不顺,情绪忧郁,这时若采用足部药浴,头脑就会清醒起来,情绪就容易平静下来,紧张和忧虑可得以解除,从而避免造成身心疾病。

以上机制是通过热水和药液的温度刺激、物理刺激、化学刺激、药物的透皮吸收等综合作用来实现的。

(五)足部按摩的作用机制

足部按摩的作用机制尚有争论,目前还在探索和研究之中，以下只是对足部按摩机制具有代表意义的几种观点。

1. 血液循环原理

血液循环在人体有着极为重要的作用。它的主要任务是运输各种营养物质、氧、水、无机盐等和各种代谢产物，保证机体的新陈代谢正常进行。同时，机体内环境的相对稳定，机体功能的体液性调节、机体的防御功能等都有赖于血液循环的畅通。

足部按摩是通过各种手段和手法刺激足部反射区或穴位，使足部的血液循环加快，即流经足部血管扩张、血流速度加快、血流量增多，从而改善了全身的血液循环。有学者研究发现，足部按摩 15 分钟后，血流流速由 12 厘米/秒增加到 24～25 厘米/秒，足部的沉淀物会随着血液循环加快而重新参加体循环，通过泌尿系统和其他排泄器官排出体外。

同时，由于足部处于人体最低部位，承受着身体的全部重量、距离心脏最远及地心引力的影响等原因，使体内代谢产物、乳酸结晶、钙盐等物质容易沉淀在足部，从而出现局部血液循环障碍。当人体某一脏腑器官出现病变时，轻轻触摸足部相对应的反射区，患者就会有酸痛等反应，按摩者在相应反射区按摩时，皮下会有气泡、沙粒、块状等手感，这就是中医所说的"通则不痛，不通则痛"的道理。此时，如对足部的反射区进行有效的刺激后，随着刺激量的积累，操作次数的增多，足部的疼痛就会慢慢减轻，足部沉积的废物即手感体会到的那些阳性反应物也会逐渐减少，乃至消失。当然，如果组织器官出现了不可逆转的病变如恶性肿瘤，那它反映到足部所产生的疼痛和阳性反应物是很难减轻和消除的。

总之，促进足部的血液循环将会改善全身的血液循环。

2. 神经反射原理

神经反射学是目前众多解释足部按摩作用机制中最有说服力和代表性的一种原理。

大家都知道，人体本身就存在着自我调节机制，这样机体才能适应内外环境的复杂变化，从而维持机体正常生命活动的进行。机体的调节方式有 3 种：神经调节、体液调节及自身调节，其中神经调节是人体内主要的调节方式，而神经调节的基本方式是反射，即在中枢神经系统的参与下，机体对内外变化的刺激所发生的有适应性的反应，反射活动的结构基础是反射弧，通常由 5 个部分组成，即感受器→传入神经→神经中枢→传出神经→效应器。

足部分布着许多由神经末梢构成的感受器（触觉、压觉、痛觉等的感受器）及毛细血管、淋巴管等，我们采用物理或化学性刺激手段作用于足部的反射区或穴位，当达到一定的刺激量时，足部的感受器就会通过躯体传入神经传到神经中枢，神经中枢对这些刺激进行综合分析之后，又通过传出神经将冲动传至效应器（相应的脏腑器官），使之做出相应的反应，即足部→脊髓→神经中枢→脏腑器官。足部按摩对人体产生作用就是通过神经反射这一途径完成的。

总之，足部按摩之所以能起到防治疾病的作用，就是运用各种刺激手段作用于足部，通过神经反射的一系列活动，调动和增强了人体固有的自我调节能力，激发机体各个组织

器官的潜能,释放各种内源性非药物治疗因子,从而使机体保持和恢复平衡。

这一理论同某医学专家提出的"在我们体内有一个任何药物都无法比拟的优秀的'制药厂',而我们正在充分彻底地利用这个制药厂"的观点是一致的。

3. 生物全息学原理

生物全息学是山东大学张颖清教授在 20 世纪 70 年代提出的一门新兴学科。首先让我们了解全息胚的概念:全息胚是生物体的相对独立的部分在结构和功能上与其周围的部分有相对明确的边界,在全息胚内部有着结构和功能的相对完整性(摘自张颖清著《生物全息诊疗法》1987 年山东大学出版社),如手、足、耳就是人体的全息胚。故生物全息学原理是指人体任何一个相对独立的部分,都在不同程度上反映着整个机体的生理病理信息,也就是人体每一个局部都可包含整个机体的全部生命信息,如耳、鼻、手、足都可包含着全身的信息。人体每一个组织器官都可以按照自身在整体空间的排布方式投影到把每一个全息胚中各自所对应的特定区域上,这些相对应的区域同样也能提供各组织器官的生理病理性信息。

足部是人体一个较大的全息胚,也是整个人体的缩影,储藏着整个机体的生命信息,在人的双足有 70 多个反射区,分别与机体相应的器官相联系,这些反射区的病理变化(压痛反应和气色形态)能准确反映出相关脏腑器官的疾病,如眼睛发生病变时,在其双足第二、三趾骨的眼反射区按压,就会产生明显的压痛反应或出现异常气色、形态的改变。

4. 经络学说

前面我们提到足部按摩是通过神经反射这一途径作用于人体的,而中医的经络也是足部按摩产生疗效的另一重要途径。

中医学认为,经络是运行气血,联络脏腑肢节,沟通人体表里内外,调节体内各个部分的一种特殊的通路系统。

经络系统最重要的组成部分十二正经脉和奇经八脉,其中六条正经和奇经八脉的起始点或终止点都位于足部。足太阴脾经、足少阴肾经、足厥阴肝经、足阳明胃经、足少阳胆经、足太阳膀胱经、阴维脉、阴跷脉都起源于脚底部,而足太阳膀胱经、足阳明胃经、足少阳胆经、阳维脉、阳跷脉都以足部为终点。腧穴是经络之气集中灌注的反应点。据初步统计,脚部至少有 38 个腧穴,其中不少穴位的主治功效与同一解剖位置的脚部反射区是相近的,如胃、胰、十二指肠都在足太阴脾经的经络循行路线上,与公孙、太白穴邻近。

所以,足部按摩是以经络为通道,起到促进气血流畅,协调脏腑功能,调节阴阳平衡的作用。

5. 心理学原理

现代医学模式已转变为"生物-心理-社会",而且联合国卫生组织(WHO)也提出"健康不仅意指没有生病,而且表明了身体、心理和社会都完全适应"。纵观现实生活中,患有不同程度心理障碍的人越来越多,而足疗不仅可以从生理上

进行调理身体,也可以从心理上对人体进行调整。对于其中的机制,有以下两种解释:

(1)移情易性:足部按摩整个过程就是一个休息、放松、减压的时机,它让受术者的足部接受一定力度的刺激量,产生微痛的感觉,但这种疼痛是带有良性信息的疼痛,如此可转移受术者的注意力,排遣思情,改移心志,将注意力转移到足部来。同时,施术者又能充当一个忠实的聆听者,受术者可尽情宣泄自己的苦痛和一切不顺心的事,从而使受术者将心理的障碍转移到躯体(足部)上加以排除,或将躯体疾病转移于心理得到宣泄。

(2)语言诱导:施术者在足部操作过程可以运用心理学的知识,用积极向上的语言影响受术者,并引导受术者去细心体会足部的某些病症现象在逐渐好转的信息,如疼痛的减轻,让被按摩者增强信心,消除一切不利的弊导思维和精神紧张状态,产生一种宽慰、愉悦、积极的心态,从而诱导、激发被按摩者的机体释放内在的心理治疗因子,排除心理障碍,使身体恢复健康。

(六)促进透皮吸收的食材和中药

用酒、醋等食物及一些具有良好功效的中药煎煮后泡洗或熏洗双足来养生保健,防病治病,不仅是有效的传统用药途径,也是近代十分流行的保健治病方法。据报道,现代医学的皮肤输药法是美国生物化学家法朗尼创造的,他从一位化学制剂厂的男性工人的变性经历得到启示。此人因长期有性激素微粒渗入皮肤,引起乳房逐步膨胀,致其如同女性。法朗尼从皮肤能吸收性激素这一事实推想,皮肤也有一定的吸收药物的能力,于是,便开始研究皮肤吸入药物的技术。其实,通过皮肤给药的外洗法、外敷法、外贴法等外治方法在中医药历史上已有3 000多年的历史。

皮肤给药的方法与口服法、注射法相比较有一定的优点:①药物经皮肤潜移默化地缓慢渗透进入体内,其药物输入的延续性略胜后者一筹。②药物进入体内更加均匀、自然。③因药物不经消化系统吸收,能避免不良反应及防止胃酸对药物的破坏,以提高药效。

皮肤给药也有一定的缺点,主要是作用缓慢,耗时较长,吸收的有效量较少。不少中药,尤其是一些较大分子的化合物和成分是难以通过皮肤吸收到血液中的。药物泡足的方法也同样面临这一问题。如何提高中药外治疗效,提高皮肤给药的渗透质量是一个必须解决的问题。经过现代科学研究,发现了一批具有促进透皮吸收的食物及中药,可以较好地解决这一问题。同时,发现部分食物和中药还具有促进渗透和防病治病的双重功效。国外有关研究部门受中药促进透皮吸收的药物大多含挥发油、芳香成分的启发,从含这类成分的植物中提取、研制、开发出一批中药促渗剂。所谓中药透皮促进剂,是指能促进药物透皮吸收的中药。这些促渗的中药现在正逐步应用于现代制剂中。

在足部药浴配方中如果有意识地应用具有促进皮肤吸收的中药和食物,可协助其他大分子中药穿透皮肤的作用,

提高药液的渗透质量,提高足部药浴配方的防病治病疗效。

现根据报道资料和最新科研成果,并结合笔者的实践经验,将具有促进皮肤吸收的食物及中药介绍如下。

1. 酒

酒的主要成分是乙醇(酒精)。现代实验研究已证实,乙醇能提高一些药物经皮渗透速率,也有试验证明通过乙醇预处理的皮肤能显著地促进药物的吸收,尤其是乙醇与其他促渗剂相伍成为复合型促渗剂,更大大提高了促渗效果,如用油酸能使吗啡的渗透增加 4.7 倍,用油酸的醇溶液,其渗透性为单用的 7.7 倍,再配合物理方法会更加提高渗透效果。而且证实,乙醇在 70%以下的浓度为最佳,这可能是与高浓度乙醇能使蛋白迅速凝固不易穿透有关,也与 75%乙醇是消毒最佳浓度相吻合。乙醇可通过膨胀和软化角质层,使汗腺、毛囊的开口变大,从而有利于药物离子通过皮肤附属器的转运。另外,我国生产的白酒、米酒、黄酒中除乙醇外,尚含一些氨基酸、糖化物等,对皮肤起软化、柔和等作用,也可协助渗透。

2. 醋

现代科学研究证实,醋中的乙酸、乳酸、氨基酸、甘油和醛等化合物,对皮肤有柔和的刺激作用,使小血管扩张,增加皮肤的血液循环,酸性环境有助于药物穿透皮肤,可能与人体皮肤的生理特性有关。有实验结果显示,酸性条件有助于大黄中有效成分(有机酸及其苷)的透皮吸收。酸对主药成

分还有化学修饰作用,能改变药物理化性质,与植物中生物碱类形成盐类,水溶性增大,从而改变药物分子的皮肤分配作用。有实验报道,酸性条件下有利于川乌中有效成分生物碱透皮吸收。不同的药物、不同的促渗剂及不同的 pH 值对药物和渗透都有影响,调整外用制剂的 pH 值,醋是最佳的选择。

3. 肉桂

肉桂为樟科植物肉桂的干燥树皮,含挥发油(桂皮油)1％～2％,油中主要含桂皮醛的 75％～95％,肉桂醇、桂皮酸、乙酸桂皮酯、乙酸苯丙酯、苯甲醛。据报道,肉桂叶含油量随月份增长而有所增加,以 8 月份和 9 月份采集的肉桂油含量较高。它香气浓烈,有人从肉桂中提取一种物质,加入另一种芳香提取物,按 2∶1 比例混合制成一种中药促渗剂。用小鼠皮肤做实验,与分别加月桂氮唑酮,未加促渗剂的对乙酰氨基酚(扑热息痛)为对照,实验证明 6％浓度的这种中药促渗剂有良好的促渗透作用,其作用起效比月桂氮唑酮快,用后 2 小时即有明显差别,月桂氮唑酮则有 10 小时滞后期,10 小时后两组透过量均比对乙酰氨基酚组高 6.2 倍。有报道,肉桂用 50％乙醇浸泡 7 天后外搽,对冻疮、闭合性创伤有效,从临床进一步佐证了肉桂的促进透皮吸收作用。

4. 薄荷

薄荷为唇形科植物薄荷合家薄荷的全草。全草含挥发油 1％～3％,新鲜薄荷叶含油率 1％～1.4％,干茎、叶含

1.3%～2%。油中主要成分为薄荷脑、薄荷油、薄荷醇等。从薄荷中提取、精制而成的芳香物易溶于水、醇、醚等溶剂中,具有清凉、镇痛的作用。1990 年,美国食品药品管理局以市售非处方药中薄荷醇疗效不确实为理由,宣布取缔其在外用非处方用药(OTC)药品中使用。但现在众多的实验研究证实,薄荷类对许多种类的药物都有促渗作用。张德平等实验证明,在扫描镜下观察到,用薄荷脑实验组的胎儿皮肤皱褶增多,多质层局部断裂、脱屑、翻卷,呈破棉絮状,表皮细胞间隙加宽,毛囊口扩展,毛干的毛小皮剥脱而变细。提示薄荷脑促扑热息痛的透皮吸收机制与改变表皮结构密切相关,这也可能是薄荷类促进药物透皮的作用机制。用薄荷醇与月桂氮䓬酮做对照,对水杨酸的促渗试验证实,3%浓度的薄荷醇比氮䓬酮强,两者同时使用的作用不比单独使用强。薄荷脑对甲硝唑的促渗作用,与月桂氮䓬酮作用相似,两者联用促渗作用明显加速加强。此外,薄荷类还对氯霉素、吲哚美辛、氟尿嘧啶、曲安西龙、达克罗宁等有促渗的作用,而且与其他促渗药相对照,效果基本相同,有的起效时间还快。

5. 丁香

丁香为桃金娘科植物丁香树的干燥花蕾,主含丁香油等成分。国外有报道,丁香油具有透皮促进作用,可作透皮促进剂使用。中国人民解放军第二军医大学长海医院用丁香油对苯甲酸透皮吸收做了实验,透皮增渗倍数分别为 2.57和 2.23。另据沈琦等报道,2%丁香挥发油对苯甲酸和 5-氟尿嘧啶(5-FU)的透皮吸收具有一定的促进作用。丁香除了所含的成分有促渗功能外,尚含其他一些具有镇痛、温里、散寒等功能的成分,发挥着促渗、治疗的双重功效,有望成为很有前途的具有中医治疗作用的新型促进剂。

6. 当归

当归为伞形科植物当归的干燥根,是临床常用的补血活血药。当归的化学成分可分为挥发油和水溶性成分两大部分。含量在 $0.2\%\sim0.4\%$ 的挥发油是其主要成分之一,有酸性、酚性和中性三大部分,含量分别为 5.88%、3.46% 和 90.41%。阿魏酸也是其主要的水溶性成分,有报道阿魏酸可以通过透皮吸收。上海中医药大学以阿魏酸为指标成分,检测当归所含挥发油具有透皮吸收作用。实验表明,以 1% 乙醇配制 1%、2%、3% 的当归挥发油的阿魏酸溶液,均可显著地提高阿魏酸的渗透系数($P<0.01$),其中以 2% 浓度的挥发油为最佳,并强于同浓度的冰片($P<0.01$)。

7. 川芎

川芎为伞科植物川芎的干燥根茎,所含主要有效成分为挥发油、生物碱、酚性物、有机酸、有机酸酯类等化学成分。国外有人在研究中发现,川芎醚提取物中的苦木内酯、蛇床内酯、丁烯基呋内酯、新蛇床内酯均有渗透皮肤的作用。川芎醚提取物、川芎挥发油、甲醇提取物、0.4% 的苦木内酯均能促进苯甲酸(安息香酸)的透皮作用,并呈温度药效关系,$40\,^\circ\mathrm{C}$ 时效果最佳,但川芎的水提取物对安息香酸的透皮吸收几乎没有促进作用,这也提示川芎中的促渗成分主要为挥发油。

治疗肾衰竭病人的手段之一为持续性不卧床腹膜透析（App），长期做腹膜透析的病人，因其腹膜长时间浸润于高糖、低 pH 值及乳酸盐等非生物相容性因素的腹透析液中会发生结构和功能的破坏，使其透析效能和超滤功能降低，最后导致透析失败。中山医科大学附属医院一位博士后，在透析液中加入低剂量川芎嗪与其他透析液比较，发现川芎嗪组可显著提高腹膜间皮细胞的抑制和损伤。

8. 甘草

甘草为豆科植物甘草、胀果甘草或光果甘草的干燥根及根茎。它含萜皂苷类、黄酮类、生物碱类、多糖类、萜类化合物、醛、酯和羟酸及其同系物等化学成分。从甘草中分离出的甘草皂苷、甘草次酸钠、甘草次酸二钾和琥珀酸甘草次酸二钠，均有促进药物黏膜吸收的作用，其中以皂苷最强，用量1%以下。用琥珀酸甘草次酸二钠配制的胰岛素制剂，于小鼠鼻腔黏膜给药，15 分钟后血中胰岛素免疫活性就可达最高水平，血糖水平降到 1.4 毫摩/升，且甘草类促渗剂溶血性比癸酸钠、月桂酸钠小，且不刺激鼻黏膜，不使药物降解。有报道用其配制的眼药水制剂，也有良好的促渗作用。

9. 高良姜

高良姜为姜科植物高良姜的干燥根茎，根含挥发油0.5%～1.5%，油中主要成分为 1,8-桉叶素、桂皮酸甲酯、丁香油酚、蒎烯、荜澄茄烯及辛辣成分高良姜酚等化学成分。

中国人民解放军第二军医大学长海医院通过蒸馏法得到的高良姜油,试验观察对苯甲酸的透皮促进作用的影响,证实2％、3％的高良姜油对苯甲酸钠增渗倍数分别为 2.37 和1.90。油中分别加入增渗的乙醇和丙二醇后,实验结果表明,虽使苯甲酸的累积渗透量增大,但渗透系数减少。生姜也有相似的促渗作用。据沈琦等报道,高良姜对 5-氟尿嘧啶和苯甲酸的透皮吸收有一定的促进作用。

10. 生姜

生姜为姜科多年生草本植物的鲜根茎,呈黄色或灰黄色。它味辛性微温,含挥发油、姜辣素、树脂及蛋白质、维生素、矿物质等成分。挥发油中含姜油酮、姜醇、姜酚、桉叶油精、茴香苷、枸橼酸等。姜辣素具有抑制葡萄球菌、皮肤真菌等微生物的活动和繁殖的作用。实验研究证实,生姜煎剂具有一定的促进透皮吸收作用。

11. 草豆蔻

草豆蔻为姜科植物白豆蔻或爪哇白豆蔻的干燥成熟果实,主要含挥发油。国外有学者将草豆蔻提取物在小鼠腹部皮肤做试验,以日本药局方中的新肌软膏为基底液,观察其对脱氢皮醇的透皮影响,结果表明草豆蔻丙酮提取物能促进脱氢皮醇的吸收,再进一步分离证明活性成分为松油醇。

12. 肉豆蔻

肉豆蔻为肉豆蔻科植物肉豆蔻的干燥种仁又名肉果。肉豆蔻中含挥发油 5％～15％,存在于肉豆蔻外胚乳中,其

中 60%～80%为蒎烯、桧烯和莰烯。有学者利用肉豆蔻的提取物肉豆蔻酸异丙酯(IRM)作渗透促进剂,其作用机制为肉豆蔻酸异丙酯的毒性很低,具有很好的皮肤相容性,还可与其他渗透促进渗透剂并用产生协同作用,如肉豆蔻酸异丙酯与吡咯酮类并用可以大大降低后者的起效浓度,减少毒性。

13. 陈皮

陈皮为芸香科植物常绿果树橘的果皮的干制品,鲜品即橘皮。陈皮味苦,有轻微的芳香,其苦味物质以柠檬苷和苦味素为代表,易溶于水。陈皮中还含有低分子挥发油物质,主要为柠檬烯,内服或外用,吸收后均具有刺激消化液分泌、帮助消化的作用。大量的实验研究和临床实践也证实,陈皮及新鲜橘皮的水煎剂均可增大药物的透皮利用度,系一种价廉易得的促透皮吸收剂。

14. 桉叶

桉叶为桃金娘科植物蓝桉的叶,又名桉树叶、蓝桉叶。它主要成分为挥发油 3%～6%,称桉叶油,也称桉油。桉叶具有解热、抗菌、消炎作用。主治感冒、肠炎、膀胱炎、关节痛、烫伤、痈疮肿毒等病症。中国药科大学有学者用大鼠皮肤进行了渗透试验,证明桉叶油能有效地促进马来酸噻吗洛尔的渗透。有人用桉叶油对尼群地平做大鼠透皮实验证实:用药后 22 小时测定加桉叶油的透皮效果是未加桉叶油的34 倍,最佳浓度为 2%,加入 3%的桉叶油会使原药物浑浊,影响促渗作用。角质层是药物透皮吸收的限速层,除去角质

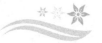

层皮的活性表皮,含桉叶油的扩散液的扩散速率较不含桉叶油的扩散液增加 2.7 倍,由此佐证桉叶油的促渗作用主要在角质层。另有报道,桉油精作渗透促进剂可提高氟尿嘧啶的渗透系数 34 倍。桉树脑也能促进很多亲脂性药物的透皮吸收,用桉树脑处理人皮肤角质层后进行 ATR-傅立叶变换 A 红外光谱法研究,发现碳-氢键(C-H)伸缩峰吸收强度明显减弱,表明桉树脑有显著的脱脂作用。

15. 樟脑

樟脑为樟科植物的根、干、枝、叶提炼成的颗粒结晶。中医用来通窍、镇痛,人体的黏膜、皮肤、肌肉皆易吸收。曲安西龙加入樟脑后,在健康志愿者的皮肤试验中证明能增大药物的透皮利用度。

16. 冰片

冰片分为龙脑冰片、艾片、机制冰片等品种。龙脑冰片为龙脑香科植物龙脑香树脂的加工品,艾片为菊科艾纳香属植物大风艾的叶经水蒸气蒸馏提取加工而得的结晶,机制冰片为樟脑、松节油等用化学方法合成的加工制成品。有学者用冰片对志愿者前臂内侧皮肤做苍白试验,揭示能增加曲安奈德的生物利用度。对甲硝唑、氟尿嘧啶药物用于离体蛇蜕皮做吸收试验,证明冰片能增加两药的透皮吸收量,浓度反应呈正相关,迟滞时间缩短。冰片对水杨酸,用全兔做透皮实验,经心内取血测定,冰片能明显地增加水杨酸的透皮吸收。冰片除了有经皮促透作用外,而且通过人体试验,证实

口服后,冰片能透过血-脑屏障进入脑内,并能使一些药物进入脑脊液,使其含量增加。

其他含有挥发油、芳香成分的中药,一些能与中药生物碱结合成盐类的调味品等食物均有水溶、渗透作用。在配制药浴足部药浴液时可作为促透剂使用,以增强足部药浴疗法健身治病的功效。

(七)足部药浴水和药浴剂的选择

1. 药浴水的选择

足部药浴水一般采用自来水,无自来水的地方也可取用河水、溪水或矿泉水。如果河水、溪水有农药或化肥污染,则应禁用。因为用污染的水泡足,双足在温度的作用下,毛细血管会扩张,毛孔会开放,人体皮肤容易吸收污染水质中的有害物质,可能产生事与愿违、危害健康的结果。

2. 足部药浴剂的选择

足部药浴可采用温热水进行。针对养生保健、防病治病的需求,在足部药浴水中有针对性地加用一些达到一定浓度的食物及中药则效果更佳。本书根据我国民间传统的方法及笔者在长期实践中积累的经验,在书中"常见病症的足疗防治"和"养生保健的足疗方法"中有详细介绍。现将目前足疗市场上常用的几种足浴剂介绍如下。

(1)藏药水晶泥:由红景天、独一味、穆库尔没药、吉娘察、藏菖蒲等中药萃取物和吸水树脂组成。具有活化皮肤细胞、软化足部角质、去污除臭、促进血液循环、消除疲劳等功效。

（2）水晶灵藻泥浴足剂：含天山雪莲、红景天、巴戟天、胡黄连、黄柏等中草药的提取精华素，配以高分子吸水材料、矿物质、B族维生素及抑菌剂，具有清热解毒、消炎除菌、除臭止痒、润肤爽肤、促进血液循环、补肾壮阳等功效。

（3）珍珠水晶泥浴足剂：由绿藻、当归、川芎、木香、白芷、香草等精华和吸水树脂组成。具有活化细胞、软化角质、去污除臭、放松身心、陶冶情操等功效。

（4）草木香水晶泥浴足剂：含黄连、苦参、蛇床子、藏菖蒲等中药萃取物及香薰精油和吸水树脂。具有活化细胞、软化角质、去污除臭、清热祛湿、杀虫止痒等功效。本品又分为芦荟、柠檬、薄荷、牛奶、檀香、黄玫瑰、红玫瑰、桂花、红花等类型的产品。

（5）香薰水晶泥沐足剂：由天然植物香薰精油、高分子吸水材料、维生素E、保湿因子、红花素、薄荷脑等成分组成。具有疏通经络、促进血液循环、消除疲劳、清洁皮肤、消炎抑菌、除臭止痒、滋润皮肤、软化角质等功效。

（6）姜汁藻泥：本品选用进口海藻，再配以含有天然芳香油的天然中草药加工而成。具有良好的保湿效果，具有活血散瘀、解除痹痛、杀菌抑菌、除臭止痒、消除疲劳等功效。

（7）牛奶珍珠水晶泥：本品选用优质水晶泥、芦荟，再配以天然植物香薰精油，经过精心加工而成。对足部具有收汗除臭、润肤止痒等功效。通过足部反射区和经络传达到内脏，能保健强身，愉悦身心；通过香薰精油的芳香疗法起到镇

定、舒缓精神紧张、增强记忆、延年益寿的作用。

（8）人参水晶泥浴足剂：本品选用人参、黄芪、当归、红景天、刺五加、白术、生地黄等大补气血、滋养五脏、增强免疫功能、抗老防衰、增进食欲、改善睡眠、愉悦身心作用的名贵天然中草药，经高科技技术提取其精华，以吸水材料为载体精制而成。适应身体虚弱、体力欠佳及脑力疲劳人群。

（9）薰衣草水晶泥浴足剂：由薰衣草、枯矾、甘松、木香、甘草、藿香、苦参等天然中草药组成，采用高科技手段提取其精华，以吸水材料为载体精制而成。具有香足除臭、辟秽去浊、愉悦身心等功效，对身有异味、足臭者尤为适宜。

（10）海冰水晶啫喱：由无机盐、植物精油、中草药提取物、薄荷脑、冰片组成。具有消炎抑菌、洁肤止痒、爽肤润肤、去除异味、软化角质、疏通经络、消除疲劳、促进血液循环等功效。

（11）藏药澡泥：本品选用进口海藻，再配以含有天然芳香油的西藏草药经过精心加工提取而成。具有保湿护肤、活血散瘀、解除冷痹疼痛、除臭止痒、消除疲劳等功效。

（12）滋阴壮阳藻泥：本品选用进口海藻，再配以滋阴壮阳类含有天然中草药的天然芳香油加工而成。具有滋阴壮阳、消除疲劳等作用。

（13）舒筋活血藻泥：选用进口海藻，再配以含舒筋活血类中草药的天然芳香油加工而成。具有舒筋通络、活血化瘀、消除痹痛、解除疲劳等功效。

（14）黄连抑菌藻泥：本品选用进口海藻，再配以清热抑菌类含有天然芳香油的中草药加工而成。具有清热解毒、杀菌抑菌、消炎退肿等功效。

(15)足舒宝灭菌药包:由苍术、茯苓、北细辛、车前子、金钱草、百部、蛇床子、地肤子等地道中药磨制而成。具有消炎杀菌、抑制真菌生长、止汗除臭等功效,对顽固性脚气尤为适宜。

(16)神芝沐足剂:由檀香、丁香、当归、石菖蒲、人参、田七、飞扬草、大黄等多种中草药组成。具有爽足香体、活血舒筋、杀菌抑菌、除臭止痒、益气养血等功效。

(17)古道芳浴足剂:由檀香、丁香、独活、桂枝、当归、川芎、艾叶、石菖蒲、薄荷等中草药提取物精制而成。具有爽足香体、清净宁神、通经活络、通畅气血、辟秽除浊、敛汗除臭等功效。

(18)浴足桑拿粉:本品选用富含天然芳香挥发油的丁香、石菖蒲、苍术、当归、菊花、芦荟等名贵中草药组成。具有辟秽除瘴、愉悦身心、缓解疲劳、促进循环、软化角质、祛除足臭等功效。

(19)金银花浴足剂:由金银花、檀香、丁香、独活、桂枝、当归、川芎、艾叶等中草药提取物精制而成。具有清热解毒、杀菌抑菌、活血通络、辟秽除臭等功效。

其他还有草木香浴盐、玫瑰水晶泥及北京康祝系统中药足浴剂、健足堂系列浴足剂、丁香系列中药足浴剂、红景天系列足浴剂、香足灵系列浴足剂、芳草源系列浴足剂、百草香系列中药浴足剂等品种,可供选购使用。

足疗养生

（八）足部药浴器的选择

1. 容器的质地

足部药浴容器以木制盆为好。因木制盆散热较慢，有利于保温。如果去商场购买足部药浴盆的话，应该购买正规厂家生产、经国家有关部门认证的无毒无害的沐足盆。不论是哪一种足部药浴盆，总的要求是无害、安全、保温性能好。

2. 容器高度

足部药浴容器的高度最好能超过 20 厘米（没过踝关节），宽度则以能容纳双脚即可。如果足部药浴盆太矮，热水浸泡的位置就低，浸泡到的下肢皮肤面积也就相对较少，因此足部药浴的效果自然要差些。需要提醒的是，足部药浴时坐的椅子不能太高，也不能太矮，应高低适中，以保证身体的姿势处于舒适状态为宜。

3. 容器的结构

目前，家庭使用和足疗市场上使用的足部药浴容器有结构简单与结构复杂两种。简单的是木制直桶和塑料桶。因不能保持恒温，较长时间足部药浴，需添加 2～3 次热水，但价格较低，颇受欢迎。现介绍一种获得专利号的青松保健蒸足桶，它是用高压聚乙烯、APS 原料制成，由盛水桶、搁脚垫、保温袋三部分组成（图 3）。穿入保温袋踏在搁脚垫上，袋口向下封住桶口，供下肢熏蒸（又称足桑拿）使用（图 4）。在桶底与搁脚垫上有密集的凸点，在熏蒸和足部药浴的同

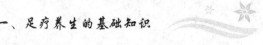

时,对足底反射区有按摩作用。该保健蒸足桶具有足部药浴、熏蒸、按摩的功效,效果明显,价格较低,使用方便,安全可靠,适于普通家庭选购使用。

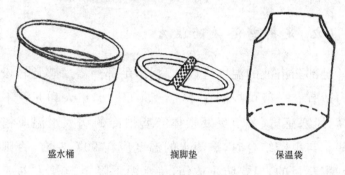

盛水桶　　　　　　　　搁脚垫　　　　　　　　保温袋

图 3　保健蒸足桶

结构复杂的足部药浴器是通过电源来控制水温的足浴器(图5)。具有自动控制水温并保持恒温的功能,有的厂家为了提高足部药浴的保健效果,还在足浴器上安装有磁疗保

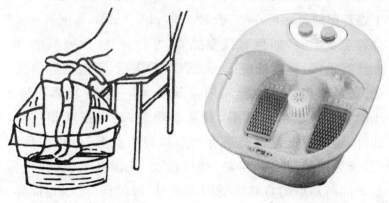

图 4　足部熏蒸与药浴　　　　图 5　电足浴与按摩器

— 35 —

健、振动按摩、穴位按摩、红外线理疗等多种功能,使足部药浴者享受到多种保健功效,这样的足浴器价格当然要贵一些。个人可根据自己的爱好和经济实力进行选购。

(九)足部药浴液的温度

足部药浴液的温度应以能耐受,足部药浴后感觉轻松舒适为适宜。一般可控制在 40℃~50℃。老年人和儿童不宜过高,风寒感冒、关节炎及素体寒盛怕冷的病人水温应稍高一些。与熏蒸结合时,熏蒸水的温度应在 90℃左右,否则达不到熏蒸目的,但要防止烫伤,待水温下降至 50℃左右时才能将双足放入浸泡液中按摩、搓洗。

(十)足部药浴的时间选择

每次足部药浴的时间一般以 30 分钟至 1 小时为宜,用于强身保健每次可在 30 分钟左右,用于治疗每次可在 45 分钟至 1 小时,如患有风寒感冒、寒性胃痛、虚寒咳喘、原发性高血压、慢性低血压、失眠症、雷诺病、下肢静脉曲张、足癣、足跟痛、寒性痛经、阳痿等病症,一般需足部药浴 1 小时左右方能收效明显,并须与熏蒸、足底按摩相结合。此外,还须根据足部药浴者的身体健康状况,所患疾病情况,所处地域、性别、年龄、气候情况、气温高低、工作性质及足部药浴后的自我感受因人而异、因时而异、因地而异、因病而异进行调整。

每天足部药浴的次数：用于强身保健，每天足部药浴 1 次即可；用于治疗，可每天安排 1～2 次。每天足部药浴的时间：用于强身保健，可于晚上临睡前进行，因为睡前足部药浴，除反射性引起局部动脉、静脉扩张之外，还可对中枢神经系统产生一种良性的、温和的刺激，促进大脑皮质进入抑制状态。另外，血管扩张、血流加快，可以改善足部的营养代谢，促使积累的代谢产物——乳酸迅速排泄，对消除疲劳有积极意义。用于治疗可于临睡前足部药浴 1 次，或于上午 9～10 时及临睡前各安排 1 次。

（十一）足部药浴后的护理

足部药浴时如须用肥皂清除污垢，忌用碱性大的洗衣皂，应选用碱性小或无碱性的香皂及沐浴液，以免过度洗去皮脂而引起皮肤干燥。用中药足浴剂或中药煎煮剂足部药浴者，足部药浴结束后应用温水冲洗 1 遍，以清除中药残留物。此方法详见后面"常见病症的足疗防治"及"养生保健的足疗方法"，这里不再重复介绍。

（十二）足部药浴的注意事项

1. 水温适宜

采用热水泡足的水温应控制在 40℃～50℃，效果较好。泡足时间稍长需要添加开水时，应防止烫伤。若泡足与熏蒸相结合，熏蒸时的水温可达 90℃ 以上，可将双足踏在搁脚垫

上熏蒸,切不可直接放到过烫水中。待水温降至 40℃～50℃,双足可以耐受时方可将双足浸泡入热水中,以免烫伤。老年人感觉迟钝,儿童皮肤稚嫩又比较顽皮,须有人协助操作或在旁服侍,以免发生烫伤等意外。

2. 采用中草药熏泡双足

如出汗较多,可适当补充淡盐开水。泡足后休息片刻再活动。

3. 泡足应尽量在家中进行

在家中泡足可避免交叉感染上足癣等病。如出差在外或外出旅游,必须到正规的足疗场所泡足,并需更换泡足塑料袋,做到一人一袋,应避免与他人混用,以免传染上足癣、疥疮、肝炎等传染病。

4. 每次泡足不能走过场

泡足时间一般需在 30 分钟以上,还必须每天坚持泡足,切忌三天打鱼,两天晒网,否则影响健身治病效果。一般需坚持泡足 1 个疗效,必要时需坚持 2～3 个疗程。

5. 熏泡足时间合理

宜在饭后 1 小时进行,最好在临睡前进行。饥饿、饱餐状况时不宜进行。泡足前应排空大小便。如在熏泡足过程中出现头晕、恶心及其他不适感觉时应停止熏泡,卧床休息。平时体质虚弱者只宜用温水泡足,不宜用烫水熏蒸双足。

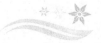

6. 患以下疾病的病人不宜泡足

肺炎等感染性疾病发热期,疮、疖等皮肤局部感染者;各种开放性软组织损伤者;足部皮肤有破损及烧烫伤者;各种传染性疾病患者;上消化道出血或有出血倾向者;严重心脑血管疾病及精神病患者;极度疲劳及醉酒者,均不宜泡足及熏蒸。孕妇只宜用温水洗足,不宜采用热水熏蒸或较热的水泡足。

(十三)足部按摩的常用手法

1. 拇指按摩法

(1)拇指点按法:是用拇指指端或指腹垂直按压作用于施术部位,并逐渐用力加压的手法(图6)。

(2)拇指按揉法:是以拇指指腹吸定在施术部位,向下按压并着力进行左右、前后的轻柔缓和的内旋、外旋转动,带动皮下组织的手法(图7)。

(3)拇指推压法:是拇指指腹着力于施术部位,进行单方向的直线或弧线移动并加压的手法(图8)。

(4)拇指关节刮压法:是用拇指指背关节面垂直着力于施术部位,做单方向刮动且缓慢加压、移动的手法(图9)。

2. 食指关节按摩法

(1)单食指扣拳法(食指关节点按或揉法):是用食指近节指间关节顶端垂直按压作用于施术部位,逐渐用力加压的手法(图10)。

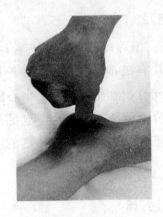

图6　拇指点按法

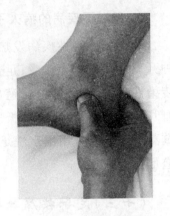

图7　拇指按揉法

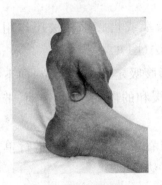

图8　拇指推压法

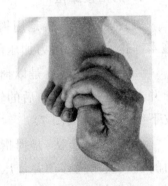

图9　拇指关节刮压法

　　(2)单食指扣拳加压法(食指关节点按或揉加压法):是用中指、无名指、小指三指握拳,食指近节、远节指间关节弯曲扣紧搭在中指近节指间关节桡侧,拇指顺势搭在食指远节指间关节的桡侧,以突出食指近节指间关节在施术部位进行前后、左右轻柔转动的手法(图11)。

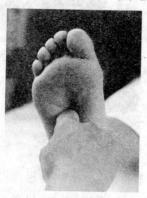

图10 单食指扣拳法

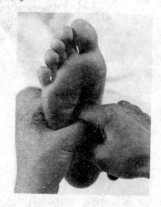

图11 单食指扣拳加压法

(3)食指关节刮压法:手法基本同上,食指中节关节面近似垂直施压着力于施术部位,并做单方向刮动且缓慢加压、移动的一种手法(图12)。

3. 多指按摩法

(1)捏法:拇指指腹与食指指腹相对用力,作用于施术部位,捏、提交替的手法(图13)。

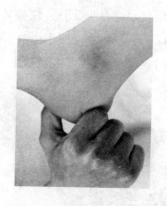

图12 食指关节刮压法

(2)双指钳法:食指、中指弯曲成钳状,以食指的尺侧面和中指的桡侧面夹住施术部位,逐渐用力加压提拉的手法(图14)。

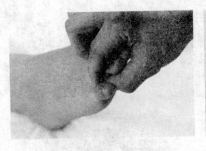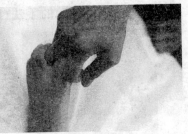

图 13　捏　法　　　　　　　图 14　双指钳法

（3）四指刮压法：食指、中指、无名指、小指四指握拳成平面，以此四指的近节指间关节为着力点，刮而压之，做单方向移动的手法（图 15）。

（4）搓法：双手夹住施术部位，掌心相对用力，做相反方向的快速揉搓，并同时做上下移动的手法。要求是搓快移慢，双手夹持不可太紧（图 16）。

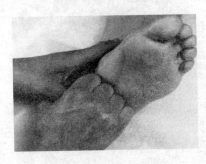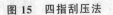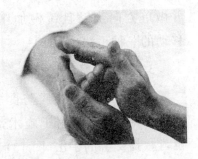

图 15　四指刮压法　　　　　图 16　搓　法

（5）摆法：双手的大鱼际分别放在左右踝骨的下方，稍用力夹紧，双手做前后摇摆动作的一种手法（图 17）。

(6)推擦法:两手合抱双足的内外侧或足底足背,或小腿等部位,做来回推压、摩擦的动作,使受术部位放松和迅速发热的一种手法(图18)。

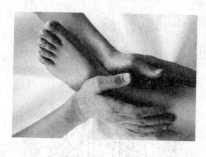

图17 摆 法

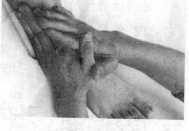

图18 推擦法

(7)摇法:一手握踝部跟腱下方,另一手握住足趾部,稍用力向下牵引拔伸,同时做踝部顺时针方向或逆时针方向环转的手法(图19)。

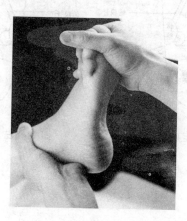

图19 摇 法

（十四）足部反射区定位、治疗手法与应用

1. 足部反射区定位

足底反射区分布见图 20、图 21，足背反射区分布见图 22，足内、外侧反射区分布见图 23。

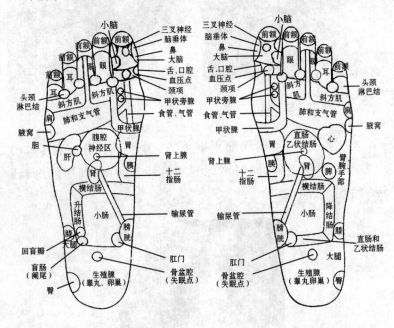

图 20　右足底反射区　　　　图 21　左足底反射区

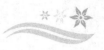

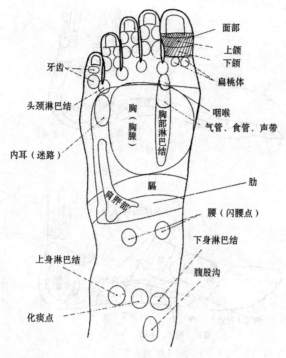

面部
上颌
下颌
扁桃体
牙齿
头颈淋巴结
咽喉
气管、食管、声带
胸（胸腺）
胸部淋巴结
内耳（迷路）
膈
肋
肩胛部
腰（闪腰点）
上身淋巴结
下身淋巴结
腹股沟
化痰点

图 22　足背反射区

2. 足底反射区的治疗手法与应用

（1）大脑反射区

定位：双足足底拇趾趾腹，右侧大脑反射区在左脚，左侧大脑反射区在右脚。

手法：用单食指扣拳法由拇趾端向趾根方向压刮 3～5 次（图 24）。

主治：头痛、头晕、头昏、失眠、高血压、脑血管病变、脑性

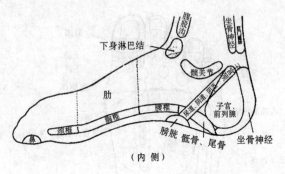

（内 侧）

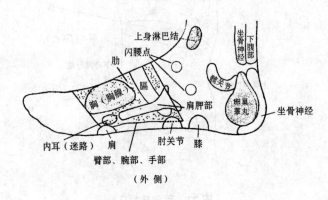

（外 侧）

图 23　足内、外侧反射区

偏瘫、视觉受损、神经衰弱等。

（2）前额反射区

定位：双足足底拇趾顶端及第二至第五趾趾腹，右侧前额反射区在左脚，左侧前额反射区在右脚上。

手法：单食指扣拳法，用一手固定拇趾，另一手用食指背节自内向外压刮推按并用拇、食、中三指捏、揉 3～6 次（图 25）。

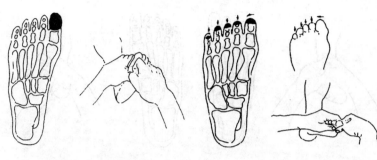

图 24　大脑反射区　　　　　　　图 25　前额反射区

主治:前头痛、头顶痛、眼、耳、鼻和鼻窦的疾病及中风、脑震荡等。

（3）小脑、脑干反射区

定位:双足拇趾趾腹的外下 1/4 到趾间关节外侧接近跟部的骨性凸起,右侧小脑、脑干反射区在左脚,左侧反射区在右脚上。

手法:用扣指法或单食指扣拳法,直接向反射区由上而下按压 3～5 次(图 26)。

主治:头痛、头晕、失眠、记忆力减退及小脑萎缩引起的病变、共济失调,如帕金森病等。

（4）脑垂体反射区

定位:双足足底拇趾趾腹正中央稍偏内侧一点儿或拇趾腹最高最软点。

手法:以食指近节尺侧按住反射区,另一手拇指压住食指近节桡侧,然后手腕轻轻用力至该区有胀痛为止。反复 3～5 次(图 27)。

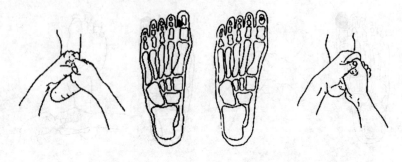

图 26　小脑、脑干反射区　　　图 27　脑垂体反射区

主治:内分泌失调的疾病,如甲状腺、甲状旁腺、肾上腺、性腺、脾、胰腺的功能失调,小儿生长发育不良,遗尿,更年期综合征等疾病。

(5)三叉神经反射区

定位:双足拇趾远节趾骨外侧,右侧三叉神经反射区在左脚,左侧反射区在右脚。

手法:用扣指法。以一手握脚,另一手拇指端施力。先向趾腹方向挤压,然后稍放松回原位,再向足跟方向压推,重复 3 遍(图 28)。

主治:偏头痛、眼眶痛、鼻咽癌、牙痛、面神经麻痹及面颊、唇鼻部位的神经痛等。

(6)鼻反射区

定位:双足拇趾远节趾骨内侧,从拇趾甲内侧缘中点起延伸至趾甲下缘的中点。右鼻反射区在左脚,左鼻反射区在右脚上。

手法:用扣指法或拇指推掌法压住痛点,由趾根向趾端

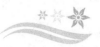

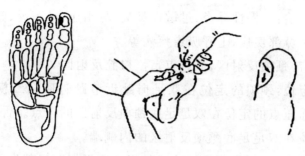

图 28　三叉神经、颞叶反射区

施力,反复 3～5 次。如鼻塞则用单食指扣拳法直接按压 3～5 次(图 29)。

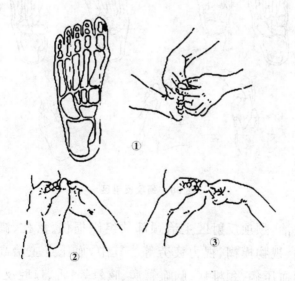

①

②　　　　　　　　③

图 29　鼻反射区

主治：急慢性鼻炎、过敏性鼻炎、鼻出血、鼻窦炎、鼻息肉等各种鼻部疾病，上呼吸道疾病等。

（7）颈项反射区，血压点，舌、口腔反射区

定位：颈项的定位在双足拇趾近节趾骨底面二横纹之间。血压点的定位在双足足底颈项反射区的中点。舌、口腔的定位在双足足底颈项反射区的内侧端。

手法：拇指指腹推压法或扣指法。沿拇趾根部先压住痛点，然后向内侧推压，反复进行3～5次（图30）。

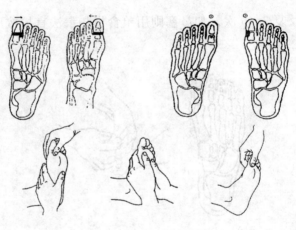

图 30　颈项反射区

主治：颈项反射区主治颈部软组织损伤、落枕、高血压、颈椎病、视物模糊、视力疲劳等。其中，血压点主治高血压、慢性低血压病、颈椎病、脑血管病、眩晕等；舌、口腔反射区主治口腔黏膜炎、口腔溃疡、扁桃体炎、唾液缺少症等。

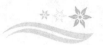

(8)眼反射区

定位：双足第二、第三趾近节趾骨底面、内侧、外侧，以及第二、第三趾在足背趾根部的交点，左侧眼反射区在右脚上，右侧眼反射区在左脚上。

手法：①食指扣拳法，每点各按压 3～5 次。②捏法，每点各捏压 3～5 次。两法均按压趾根部的敏感点处，顶压或按压（图31）。

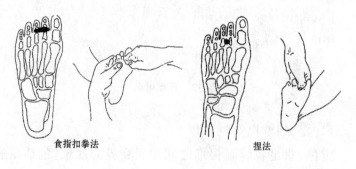

食指扣拳法　　　　　　　　　　　捏法

图31　眼反射区

主治：近视、远视、老花眼、青光眼、白内障、结膜炎、眼底出血、角膜炎、斜视、复视等各种眼病，视力疲劳，肝部疾病等。

(9)耳反射区

定位：双足第四、五趾近节趾骨底面、内侧、外侧及第四、五趾在足背趾根部的交点，左侧反射区在右脚上，右脚反射区在左脚上。

手法：①食指扣拳法，每点各按压 3～5 次。②捏法，每点各捏压 3～5 次。两法均按压趾根部的敏感点处，顶压或

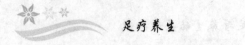

按压,也可采用拇指指腹推压、点按法进行足部按摩(图32)。

主治:急慢性中耳炎、腮腺炎、各种耳病及平衡障碍、肾脏疾病等。

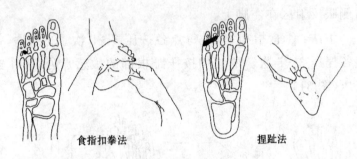

食指扣拳法　　　　　　　　　　　捏趾法

图32　耳反射区

(10)头颈淋巴结反射区

定位:双足各脚趾根部之间相互交界的区域,包括足底、足背、趾间。

手法:采用捏法或按揉法进行足部按摩(图33)。

主治:头昏、头晕、头痛、五官科疾病、疲劳、头颈部的炎症、肿瘤等疾病。

(11)斜方肌反射区

定位:双足底,在眼、耳、颈项的反射区下方,呈一条横带状,约占前脚掌(跖垫)的上半部分。斜方肌反射区在同侧脚上。

手法:单食指扣拳法,由内向外刮压3～5次(图34)。

主治:斜方肌综合征、肩周炎、落枕、颈椎病、手麻木等。

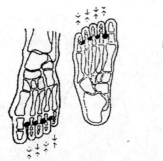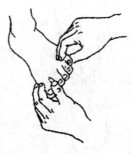

图33　头颈淋巴结反射区

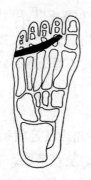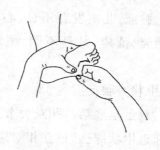

图34　斜方肌反射区

（12）甲状腺反射区

定位：双足脚底第一跖骨1/2的趾骨头处至第一、二跖骨间，再延伸至趾端呈"L"状区域。

手法：①单食指扣拳法，由趾根向趾端压刮，反复3～5次。②拇指推掌法，由趾根向趾端压推，拐弯处为敏感点，再向上靠内侧面直推，反复3～5次（图35）。

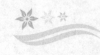

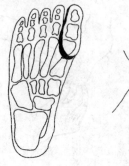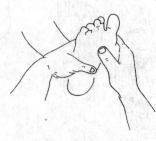

图 35　甲状腺反射区

主治:甲状腺功能亢进、甲状腺功能减退、甲状腺炎、甲状腺肿大、肿瘤,儿童发育不良、心脏病、高血压、高脂血症、糖尿病、肥胖、消瘦、月经不调、痤疮、心悸、失眠、情绪不安等。

(13)甲状旁腺反射区

定位:双足足底第一跖趾关节外侧缘及足底颈项区外侧缘下方,邻近甲状腺区,或在相对应的足背区域。

手法:①单食指扣拳法,食指弯曲处尽量找到并平行卡住第一跖趾关节,向前顶入关节缝内,感到酸胀为度,反复3~5次。②扣指法,用一手拇指端扣入关节缝内按压,以酸胀为度,反复3~5次。③双指钳法,一手握脚,另一手食指、中指呈钳状夹住患者拇趾,以食指第二节骨内侧压住反射区位置,以拇指加压至酸胀感,定点按压3~5次(图36)。

主治:肌肉抽搐痉挛、各种过敏性疾病、各种骨质增生、胃肠胀气、白内障、失眠、癫痫、骨折恢复期、肾结石、更年期

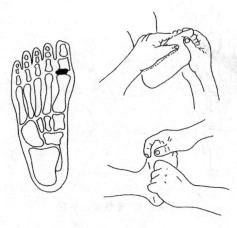

图36　甲状旁腺反射区

综合征等。

(14)肺、支气管(食管、气管)反射区

定位:肺反射区位于双足斜方肌反射区下方,由甲状腺反射区向外呈扇形到脚底外侧至肩反射区;支气管反射区起于第三跖趾关节处向上延伸至中节趾骨的远端。

食管、气管反射区位于双足足底第一跖骨与趾骨关节上下方,下接胃反射区。

手法:肺和支气管反射区用单食指扣拳法由内向外刮压,拇指指腹由下向上推压。食管、气管反射区用拇指推压法(图37)。

主治:肺和支气管反射区主治各种肺部疾病及支气管疾病、大肠疾病等。食管、气管反射区主治食管、气管疾病。

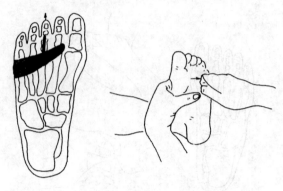

图37 肺、支气管反射区

（15）胃反射区

定位：双脚掌第一跖趾骨关节之后，即第一跖骨体中前段。

手法：单指扣拳法，以食指近指间关节顶点施力，由足趾向足跟方向由轻渐重压刮3～5次（图38）。

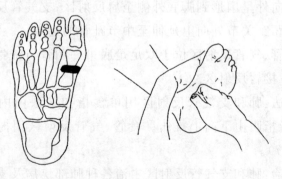

图38 胃反射区

主治：急慢性胃炎、胃溃疡、胃下垂、食欲不振、消化不良、反酸、嗳气、呃逆、胃肿瘤等。

（16）十二指肠反射区

定位：在胰反射区下方，即双脚掌第一跖骨基底段。

手法：采用单食指扣拳法进行足部按摩，具体手法同胃按摩手法（图39）。

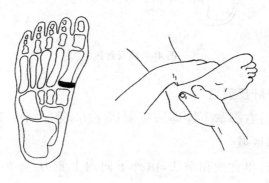

图39　十二指肠反射区

主治：十二指肠炎、十二指肠溃疡及腹部饱胀等消化系统疾病。

（17）胰反射区

定位：双脚掌第一跖骨体中下段，在胃与十二指肠反射区之间。

手法：单食指扣拳法。具体手法同胃按摩手法（图40）。

主治：糖尿病、急慢性胰腺炎、消化不良、新陈代谢失调等疾病。

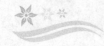

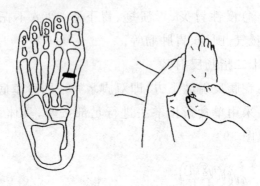

图 40　胰反射区

(18)肝反射区

定位：右脚掌下缘即肺反射区下方，第三、四、五跖骨之间上半部区域。

手法：单食指扣拳法，由外下向内上施力，压刮 3～5 次（图 41）。

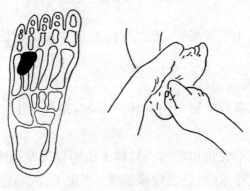

图 41　肝反射区

主治：肝病、肝功能失调造成的营养不良症、疲劳综合征、眼疾、忧郁症等。

(19)胆囊反射区

定位：右脚掌第三、四跖骨之间上半部，位于肝脏反射区之内。

手法：单指扣拳法，以食指近指节顶点施力，定点向深部足跟方向顶压或压刮3～5次(图42)。

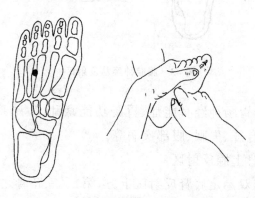

图42　胆囊反射区

主治：急慢性胆囊炎、胆结石等胆囊疾病，以及失眠、消化系统疾病、忧郁症等。

(20)腹腔神经丛反射区

定位：双足足底第二至四跖骨体近侧1/2，在肾反射区外呈圆圈形。

手法：采用单食指扣拳法或拇指推掌法，围绕肾反射区由下向足趾端划弧，左、右足各3次。手法力度宜均匀、缓慢

（图 43）。

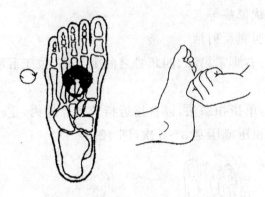

图 43 腹腔神经丛反射区

主治：胃肠神经官能症、胃肠功能紊乱、生殖系统疾病、更年期综合征、失眠、腹部疾病等。

（21）肾上腺反射区

定位：双足足底肾反射区上方，第二、三跖骨之间。

手法：采用单食指扣拳法。在反射区定点按压 3～5 次，以局部有酸、胀、痛感为宜（图 44）。

主治：肾上腺疾病、各种炎症、过敏性疾病、哮喘、风湿病、心律失常、中暑、糖尿病、生殖系统疾病等。

（22）肾反射区

定位：位于双足底第二、三跖骨近端的 1/2，即足底的前中央凹陷处。

手法：采用单食指扣拳法。由足趾端向足跟端推拿 4～6 次，长约 1 寸，手法的渗透力要强（图 45）。

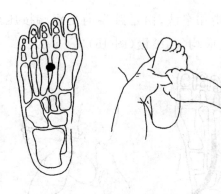

图 44　肾上腺反射区

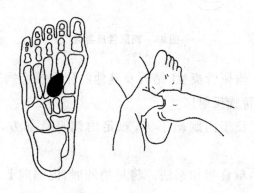

图 45　肾反射区

主治:肾脏疾病、高血压、慢性支气管炎、哮喘、骨折、斑秃、耳鸣、眩晕等。

(23)输尿管反射区

定位:位于双足底肾反射区至膀胱反射区之间,呈一弧线状区域。

手法:单食指扣拳法,由足趾端向足跟端按压至膀胱反射区。手法力度应均匀、缓慢(图 46)。

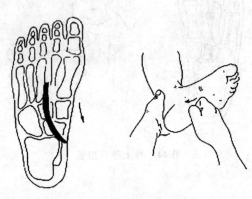

图 46　输尿管反射区

主治:输尿管炎症、结石及其他泌尿系统疾病等。

(24)膀胱反射区

定位:位于内踝前下方,双足内侧舟骨下方,拇展肌侧旁。

手法:单食指扣拳法。将足稍外展,内侧向上,用食指关节压住反射区,用单食指扣拳加适当压力稍向内或外旋转60°左右(图 47)。

主治:肾、输尿管、膀胱的炎症、结石及其他泌尿系统疾病等。

(25)小肠反射区

定位:双脚足底第一至三楔骨、骰骨、足舟骨及跟骨结节远端,即纵向拇趾和第二至四趾之间片状区域。

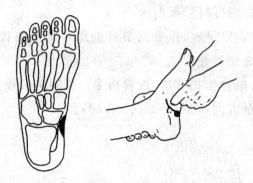

图 47　膀胱反射区

手法：四指刮压法，四指弯曲，同时由足趾端向足跟端压
刮 6～8 次（图 48）。

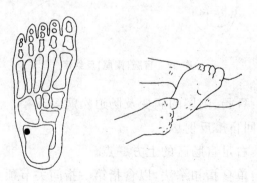

图 48　小肠反射区

主治：小肠炎症、腹泻、肠功能紊乱、消化不良等消化系
统疾病及心律失常、失眠等疾病。

（26）盲肠（阑尾）反射区

定位：右足足底，跟骨结节外前缘和第五跖骨底部连线的中后 1/3 交界处。

手法：单食指扣拳法，以食指第一指间关节顶点施力，由足跟向足趾方向压刮 3～5 次（图 49）。

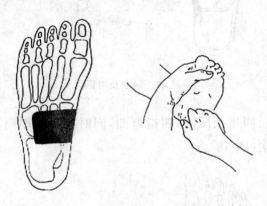

图 49　盲肠（阑尾）反射区

主治：盲肠、阑尾的病变及肠道疾病等。

（27）回盲瓣反射区

定位：右足盲肠区的上方一点。

手法：单食指扣拳法，以食指第一指间关节顶点施力，由脚跟向脚趾方向压刮 3～5 次（图 50）。

主治：胀气、肠道疾病等。

（28）升结肠反射区

定位：双足足底，跟骨结节和第五跖骨底部连线前 2/3，即位于纵向第四、五趾之间竖带状区域。

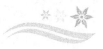

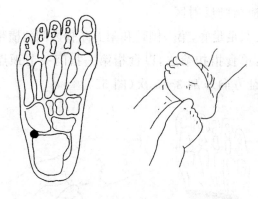

图 50　回盲部反射区

手法：单食指扣拳法，以食指第一指间关节顶点施力，由足跟向足趾方向压刮 3～5 次（图 51）。

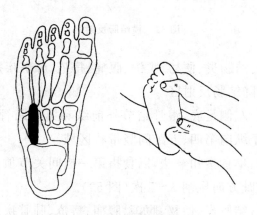

图 51　升结肠反射区

主治：结肠炎、便秘、腹泻、腹痛、痔疮、肺脏疾病等。

（29）横结肠反射区

定位：双足足底，第一楔骨和第五跖骨内侧的横带状区域。

手法：单食指扣拳法，以食指第一指间关节顶点施力，由足跟向足趾方向压刮3～5次（图52）。

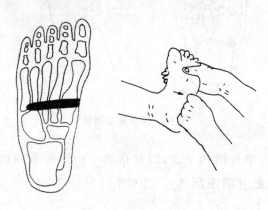

图 52　横结肠反射区

主治：结肠炎、便秘、腹泻、腹痛、痔疮、肺脏疾病等。

（30）降结肠反射区

定位：左侧足底，跟骨结节外前缘和第五跖骨底部的连线，即位于纵向第四、五趾间竖带状区域。

手法：单食指扣拳法，以食指第一指间关节顶点施力，由足跟向足趾方向压刮3～5次（图53）。

主治：结肠炎、便秘、腹泻、腹痛、痔疮、肺脏疾病等。

（31）乙状结肠和直肠反射区

定位：左侧足底，跟骨结节前缘呈带状接近足底内侧缘时略向下。

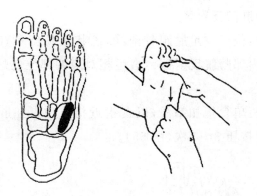

图 53　降结肠反射区

手法:单食指扣拳法,由反射区外侧向内侧压刮 3～5 次(图 54)。

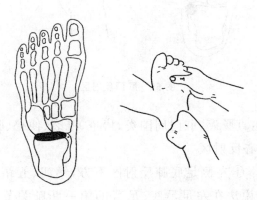

图 54　乙状结肠和直肠反射区

主治:大肠癌、便秘、直肠炎、乙状结肠炎、溃疡性结肠炎、痔疮等。

（32）肛门反射区

定位：位于左足底跟骨前缘，乙状结肠炎和直肠反射区之末端，内邻膀胱反射区。右足相对应的部位也是肛门反射区。

手法：单食指扣拳法，以食指近指节顶点在肛门反射区垂直定点按压3～5次（图55）。

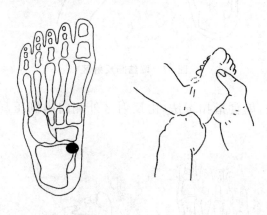

图55　肛门反射区

主治：直肠癌、肛门周围炎、痔疮、肛裂、便秘、脱肛等。

（33）心反射区

定位：①左侧足底肺反射区下方，第四、五跖骨远侧之间。另一说法在左足足底、足背的第一跖趾关节接合部的上下区域，右足相应区域的内侧，只有左足区的1/3大小。②心脏关联区：相当于胸部淋巴结区域。

手法：轻手法，指腹推压法；中重手法，单食指扣拳法由近到远推压（图56）。

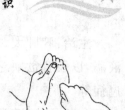

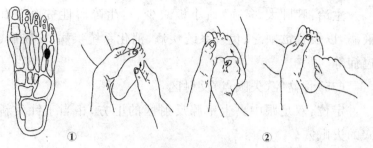

图56　心反射区

主治:心律失常、心慌、胸闷、冠心病等各种心脏疾病,小肠病、失眠等。

(34)脾反射区

定位:左侧足底,第四、五跖骨底间的近侧,心反射区下方一横指。

手法:单食指扣拳法,以食指近节指节顶点,在脾反射区按压3~5次(图57)。

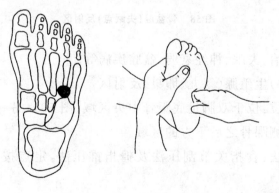

图57　脾反射区

主治:脾肿大、贫血、血小板减少、再生障碍性贫血等血液病,以及食欲缺乏、免疫系统疾病、消化系统疾病、皮肤病、癌症等。

(35)骨盆腔(失眠点)反射区

定位:双足跟中央生殖腺反射区的上方,相当于针灸新穴的失眠穴。

手法:单食指扣拳法,定点按压3~5次(图58)。

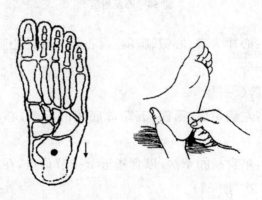

图58 骨盆腔(失眠点)反射区

主治:失眠、神经衰弱、盆腔疾病等。

(36)生殖腺(睾丸、卵巢)反射区

定位:位于双脚足底跟骨中央区域(图59),另一位置在跟骨外侧踝骨之后下方的区域。

手法:食指关节刮压法及拇指推压法,定点按压3~5次。

主治:性功能低下、不孕症、经前期紧张、月经不调、痛经

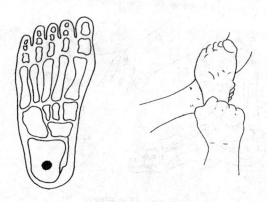

图 59 生殖腺反射区

等妇科病,阳痿、早泄、遗精等男性病,以及发育不良、老年痴呆症、头痛、脑卒中后遗症等。

(十五)足内侧反射区定位、治疗手法与应用

1. 颈椎反射区

定位:双足拇趾近节趾骨体内侧面。

手法:双指钳法,以食指中节指骨内侧固定于反射区位置,以拇指加压3～5次。亦可采用扣指法,由足趾端向趾根端推压3～5次(图60)。

主治:颈椎病、颈项僵硬或酸痛、落枕等。

2. 胸椎反射区

定位:双足第一跖骨,分布于脚弓内侧,至跖楔关节为止。

手法:拇指推压法或按揉法,由足趾端向足跟端紧压足

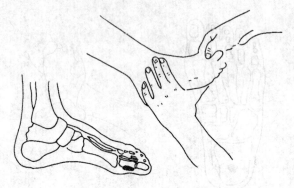

图 60 颈椎反射区

弓底缘,并推压 3~5 次(图 61)。

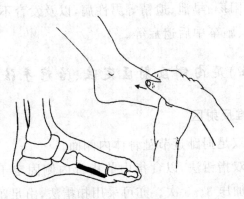

图 61 胸椎反射区

主治:胸椎酸痛等胸椎病、肩背酸痛及腹腔内脏疾病等。

3. 腰椎反射区

定位:双足足弓内侧第一楔骨至舟骨之下方。

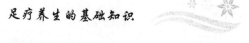

手法:拇指推压法或按揉法,由足趾端向足跟端紧压足弓底缘,并推压3~5次(图62)。

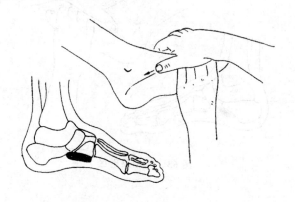

图62 腰椎反射区

主治:腰酸痛、腰肌劳损、腰椎间盘脱出、腰椎骨质增生、坐骨神经痛等。

4. 骶骨、尾骨反射区

定位:双足足弓内侧缘,从距骨下方到跟骨为止。

手法:拇指推压法或按揉法,由足趾端向足跟端紧压足弓底缘,并推压3~5次(图63,图64,图65)。

主治:坐骨神经痛、骶髂关节损伤、便秘、尾骨挫伤等尾骨疾病、骶椎骨刺等。

5. 坐骨神经反射区

定位:双足跟骨的内、外侧沿跟骨结节向后方的"L"形带状区域,包括足底及内、外侧的区域。另一说法在双足内

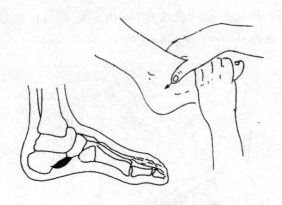

图 63　骶椎反射区

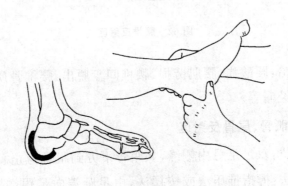

图 64　尾骨内侧反射区

踝后方起沿胫骨后缘上行至胫骨内侧髁下,以及在外踝的后方沿腓骨后侧上行至腓骨小头处的两条长带状区域。

　　手法:拇指指腹推压法或食指关节刮压法。在该区定点推压或刮压 3～5 次(图 66,图 67)。

　　主治:坐骨神经痛、坐骨神经炎、下肢冰冷、静脉曲张等。

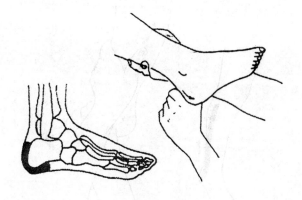

图 65　尾骨外侧反射区

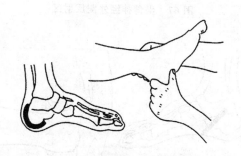

图 66　坐骨神经内侧反射区

6. 尿道、阴道、阴茎反射区

定位：双足足跟内侧，自膀胱反射区向上延伸至距骨与跟骨之间缝。

手法：拇指推压法，在该区定点推压 3～5 次（图 68）。

主治：尿道炎、白带过多、泌尿系统感染、前列腺增生、排尿困难、生殖系统疾病等。

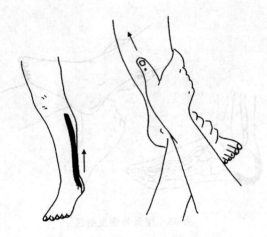

图 67 坐骨神经外侧反射区

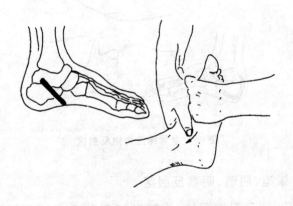

图 68 尿道、阴道、阴茎反射区

7. 子宫、前列腺反射区

定位:双足跟骨内侧踝骨之下后方的区域。

手法:拇指推压法或按揉法。在该区定点推压或按揉3～5次(图69)。

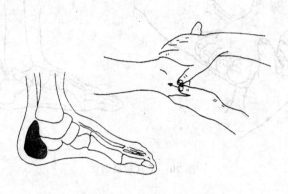

图 69　子宫、前列腺反射区

主治:泌尿系统感染、子宫肌瘤、痛经等妇科病,以及前列腺增生、急慢性前列腺炎,也可防治高血压病。

8. 子宫颈反射区

定位:双足跟骨内侧踝骨之下后方,毗邻子宫、前列腺反射区。

手法:拇指推压法,在该区定点推压3～5次(图70)。

主治:宫颈炎、宫颈糜烂、子宫脱垂、白带过多等。

9. 髋关节(内侧)反射区

定位:内、外踝骨下方半圆形的带状区域。

手法:拇指指腹推压法,在该区推压3～5次(图71)。

主治:髋关节疼痛、股部疼痛、坐骨神经痛、肩关节疼痛、腰背痛等。

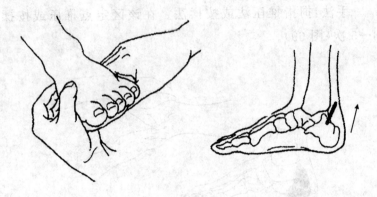

图70　子宫颈反射区

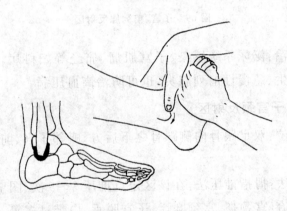

图71　髋关节反射区

10. 直肠、肛门(痔疮区)反射区

定位:两小腿内侧,自内踝起沿胫骨向上四横指(以被操作者的指宽为准)的带状区域。

手法:拇指指腹推压法或按揉法,在该区推压或按揉

3～5 次（图 72）。

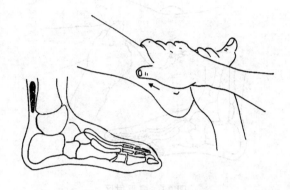

图 72 直肠、肛门(痔疮区)反射区

主治:痔疮、便秘、腹泻、肛裂、直肠炎、静脉曲张等。

(十六)足外侧反射区定位、治疗手法与应用

1. 肩反射区

定位:两侧足外侧第五跖趾关节突起的背面、侧面、底面。

手法:双指夹推法及拇指指腹推压法,在该区推压 3～5 次(图 73)。

主治:肩周炎、颈肩综合征等肩病及手臂无力等。

2. 腋窝反射区

定位:双足足底,肩反射区下方区域。

手法:双指夹推法及拇指指腹推压法。在该区定点夹推

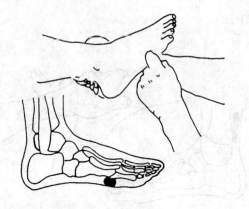

图 73　肩反射区

或推压 3～5 次(图 74)。

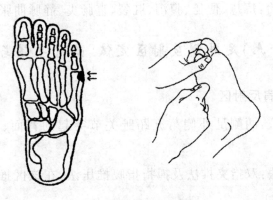

图 74　腋窝反射区

主治:颈椎病、肩周炎、腋部淋巴结肿、上肢酸麻疼痛等。

3. 臂部、腕部、手部反射区

定位:双足足底第五跖骨外侧,呈带状区域。

手法:双指夹推法及拇指指腹推压法,在该区定点夹推或推压3~5次(图75)。

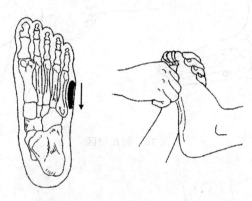

图75 臂部、腕部、手部反射区

主治:颈椎病、肩周炎、臂部挫伤、肘关节病等。

4. 肘反射区

定位:双足外侧,第五跖骨粗隆的背面、侧面、底面。

手法:双指夹推法及拇指指腹推压法,在该区定点夹推或推压3~5次(图76)。

主治:肘关节挫伤、肘关节酸痛、网球肘、膝关节痛等。

5. 肩胛部反射区

定位:双侧足背,第四、五跖骨近端1/2与骰骨之间,呈叉状区域。

手法:拇指指腹推压法,在该区推压3~5次(图77)。

主治:肩周炎、落枕、颈肩综合征、背部软组织损伤等。

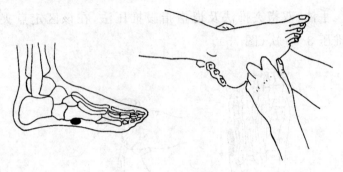

图 76　肘反射区

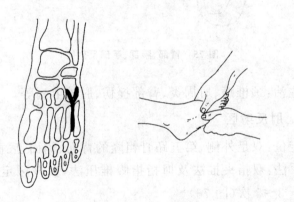

图 77　肩胛部反射区

6. 膝反射区

定位:双侧足外侧,第五跖骨粗隆与跟骨结节之间拱桥形的凹陷半圆形区域。包括足底、足背、足外侧。

手法:食指关节刮压法,在该区刮压 3～5 次(图 78)。

主治:膝部挫伤、膝关节炎、膝关节骨质增生、半月板损

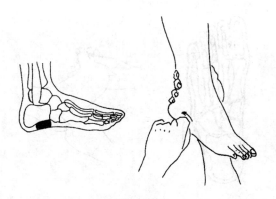

图 78　膝反射区

伤等。

7. 下肢反射区

定位：双足足底外缘，下接臀部反射区，上至骰骨与第五跖骨连接处，呈带状区域。

手法：食指关节刮压法，在该区刮压 3～5 次（图 79）。

主治：风湿痛、坐骨神经痛、股部挫伤等。

8. 臀部反射区

定位：双侧足底跟骨外缘下方的区域。

手法：单食指扣拳法，在该区推压 3～5 次（图 80）。

主治：臀部外伤、风湿病、坐骨神经痛等。

9. 坐骨神经反射区

见（十五）足内侧反射区定位、治疗手法与应用之坐骨神经反射区的相关内容。

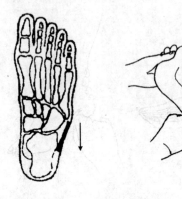

图 79　下肢反射区

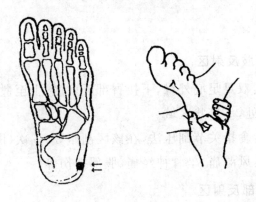

图 80　臀部反射区

10. 输精管、输卵管反射区

定位：双足外侧，第五跖骨粗隆与跟骨结节的中点到外踝后下方，即睾丸(卵巢)反射区的斜边。另一说法在上、下淋巴结连线的带状区域。

手法:拇指指腹推压法,在该区推压 3～5 次(图 81)。

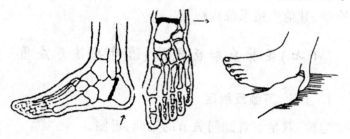

图 81　输精管、输卵管反射区

主治:输精管、输卵管炎症等疾病、生殖系统疾病。

11. 下腹部反射区

定位:双侧小腿外侧,自外踝起沿腓骨与跟腱之间向上四横指宽(以被操作者的指宽为准)的区域。

手法:拇指指腹推压法,在该区推压 3～5 次(图 82)。

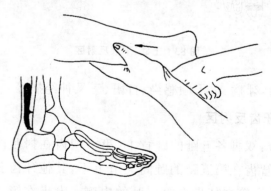

图 82　下腹部反射区

主治:月经不调、痛经、闭经、经前期紧张综合征、腹痛、性冷淡、其他生殖系统疾病等。

(十七)足背反射区定位、治疗手法与应用

1. 上颌、下颌反射区

定位:双足足背趾间关节的远侧、近侧。

手法:拇指指腹推压法,在该区推压3～5次(图83)。

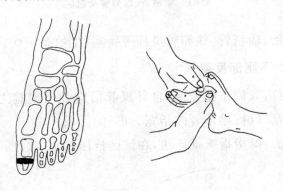

图83　上颌、下颌反射区

主治:牙病、上下颌感染、打鼾、三叉神经痛等。

2. 牙齿反射区

定位:双脚各五趾的趾背上,第一切齿在拇趾的趾间关节上下,智齿在第五趾的趾间关节上下,其他牙齿分布在二至四趾上。第二切齿在第二趾的内侧。犬齿在第二趾的外侧,第一、二小臼齿在第三趾的内、外侧;第一、二大臼齿在第

四趾的内、外侧。远节趾间关节为上牙,近节趾间关节为下牙。左、右牙齿的反射区呈交叉性分布。

手法:捏法,反复捏揉3～5分钟(图84)。

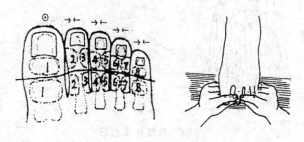

图84 牙齿反射区

主治:牙痛、牙周病、牙槽脓肿等齿病。

3. 扁桃体反射区

定位:双足足背拇趾近节趾骨体的内、外侧。

手法:食指按揉法,在该反射区定点按压3～5次(图85)。

主治:感冒、上呼吸道感染、扁桃体疾病等,可有消炎、增加抵抗力和抗癌等功能。

4. 面部反射区

定位:双足拇趾趾骨的背面。

手法:双拇指指腹推法或按揉法,在该反射区定点推按或按揉3～5分钟(图86)。

主治:痤疮、面瘫等面部疾病。

5. 咽喉(行间穴)反射区

定位:双足足背第一、二趾间缝近端,靠近拇趾趾根部。

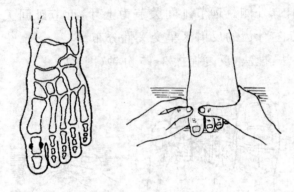

图 85 扁桃体反射区

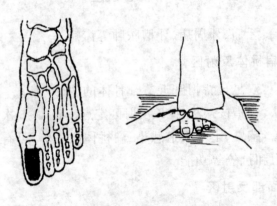

图 86 面部反射区

手法：食指按揉法，在该反射区定点按揉 3～5 分钟(图 87)。

主治：咽喉疾病、咳嗽、气喘、感冒、声音嘶哑、扁桃体炎等。

6. 气管、食管、声带反射区

定位：双足足背第一跖骨体的中部。其中声带反射区的

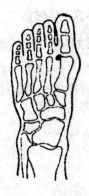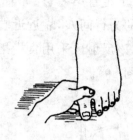

图 87　咽喉(行间穴)反射区

另一说法是在足底甲状腺区上端,与足背的咽喉上下相对应。

手法:食指按揉法,在该反射区定点按揉 3～5 分钟(图 88)。

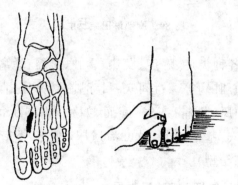

图 88　气管、食管、声带反射区

主治:食管、气管的疾病等。

7. 胸部淋巴结(包括行间、太冲穴)反射区

定位:双足足背第一、二跖骨间间缝的带状区域。靠近远端趾根部的为行间穴,靠近近端的为太冲穴。

手法:在该反射区采用食指指侧推压法或多指按揉法进行 3～5 次(图 89)。

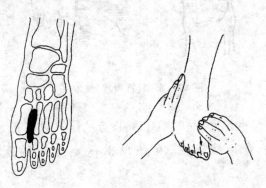

图 89　胸部淋巴结反射区

主治:各种炎症、癌症、发热、囊肿、肌瘤、蜂窝织炎、免疫系统疾病、心脏病等。行间穴:目赤肿痛、头痛、青盲、口眼㖞斜、眩晕、中风、胁痛、疝气、癫痫、妇科病(偏于治肝经实热型)。太冲穴:基本同上,另可治遗尿、呕逆、下肢痿痹等(偏于治肝气郁结型)。

8. 胸部(包括胸腺)反射区

定位:双足足背第一至四跖骨,位于胸部淋巴结与内耳之间。

手法:选用拇指指腹推压法,在该反射区推压 3～5 分钟（图90）。

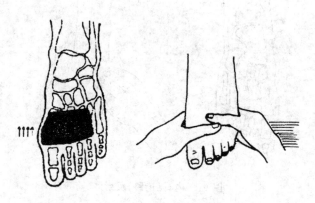

图90　胸部(包括胸腺)反射区

主治:胸部疾病、肺部疾病、食管疾病、心脏病、乳腺疾病、重症肌无力等。

9. 内耳(迷路)反射区

定位:双足足背第四、五跖趾关节间缝的近侧,靠近第四、五趾根部。

手法:拇指指腹推压法,在该反射区推压3～5分钟(图91)。

主治:高血压、慢性低血压、头晕、眼花、晕车、晕船、耳鸣、内耳功能减退、平衡障碍、眩晕等。

10. 膈反射区

定位:双足足背的跗跖关节,即位于踝前部到足趾根部中点的横向骨性突起,呈前凸弧形。

手法:双食指刮压法,在该反射区刮压3～5次(图92)。

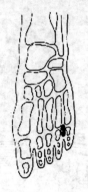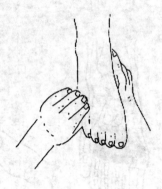

图 91　内耳(迷路)反射区

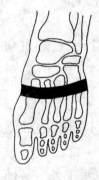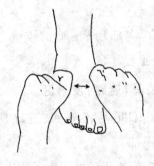

图 92　膈反射区

主治:打嗝、腹部胀满、腹痛、恶心、呕吐、胸闷等。

11. 肋反射区

定位:双足足背(去趾部分)的约上 2/3 的片状区域。

手法:双拇指指腹推按或按揉法,在该反射区推按或按揉 3~5 次(图 93)。

主治：肋软骨炎、肋膜炎、肋骨的各种病变等。

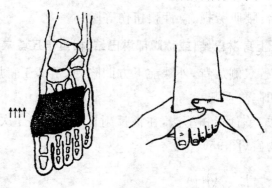

图 93　肋反射区

12. 腰(闪腰点)反射区

定位：双侧足背第一楔骨与舟骨交界处及第三楔骨与骰骨间交界处。简便定位法，即位于膈反射区与上、下身淋巴结反射区连线的中点。

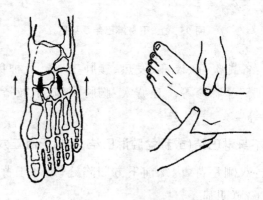

图 94　腰(闪腰点)反射区

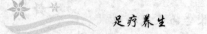

手法:拇指腹按揉法,在该反射区按揉3~5次(图94)。

主治:腰肌劳损、急性腰扭伤等腰病。

13. 上身淋巴结(或称腹部淋巴结,相当于丘墟穴)反射区

定位:双侧足背,外踝前下方凹陷处,足部于背屈及外翻位时此凹陷更明显。

手法:单食指扣拳法,在该反射区推压3~5次,以出现酸胀感为宜(图95)。

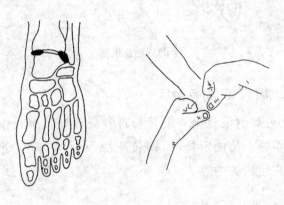

图95 上、下身淋巴结反射区

主治:各种炎症、癌症、发热、囊肿、肌瘤、各种免疫疾病、支气管哮喘、荨麻疹等。 丘墟穴:胸胁胀痛、下肢痿痹、疟疾、胆囊疾病等。

14. 下身淋巴结(或称盆腔淋巴结,相当于商丘穴)反射区

定位:双侧足背,内踝前下方凹陷处,足部于背屈及内翻位时此凹陷更明显。

手法:单食指扣拳法,在该反射区推压3～5次,以出现酸胀感为宜(图95)。

主治:各种炎症、癌症、发热、囊肿、肌瘤、各种免疫疾病、支气管哮喘、荨麻疹等。丘墟穴:胸胁胀痛、下肢痿痹、疟疾、胆囊疾病等。商丘穴:腹胀、泄泻、便秘、足踝痛等。

15. 化痰点(解溪穴)反射区

定位:双侧足背,内、外踝关节横纹中点。

手法:拇指按揉法,拇指指端在该反射区定点按揉3～5次(图96)。

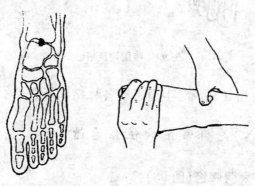

图96 化痰点(解溪穴)反射区

主治:咳嗽、支气管炎等呼吸道疾病及面神经麻痹等。

解溪穴:胃炎、肠炎等消化道疾病,以及头痛、眩晕、癫痫、下肢痿痹、踝关节及周围软组织疾病等。

16. 腹股沟反射区

定位:双侧足内侧、内踝最高处前方的平坦处,即下身淋巴结上一横指起向上延伸约二横指长的区域。

手法:拇指指腹推法或按揉法,在该反射区推压或按揉3～5次(图97)。

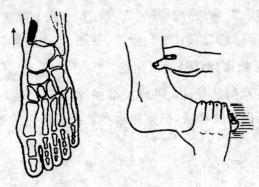

图97　腹股沟反射区

主治:疝气、腹痛、生殖系统各种疾病等。

(十八)足部常用穴位及主治

1. 足太阴脾经(图98)

(1)公孙

定位:第一趾骨基底部的前下缘,赤白肉际处。

主治:胃痛、呕吐、腹痛、泄泻、痢疾等。

(2)三阴交

定位:内踝高点上3寸,胫骨内侧面后缘。

主治:肠鸣腹胀、泄泻、月经不调、不孕、遗尿、阳痿、失眠、下肢痿痹、脚气等。

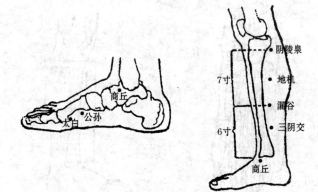

图 98　足太阴脾经穴位

（3）地机

定位：阴陵泉穴下 3 寸。

主治：腹痛、小便不利、水肿、月经不调、痛经、遗精等。

（4）阴陵泉

定位：胫骨内髁下缘凹陷中。

主治：腹胀、泄泻、黄疸、小便不利或失禁、水肿、膝痛等。

2. 足厥阴肝经（图 99）

（1）大敦

定位：拇趾外侧趾甲角旁约 0.1 寸。

主治：疝气、遗尿、经闭、崩漏、阴挺、癫痫等。

（2）行间

定位：足背，第一、二趾间缝纹端。

主治：目赤肿痛、头痛、青盲、口眼㖞斜、眩晕、中风、胁

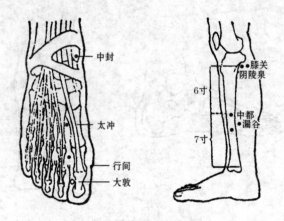

图 99 足厥阴肝经穴位

痛、疝气、癫痫、妇科病等(偏于泻肝经实热)。

(3)太冲

定位:足背,第一、二跖骨结合部之前凹陷中。

主治:基本同上,另可治遗尿、呕逆、下肢痿痹等(偏于治肝气郁结)。

3. 足阳明胃经(图 100)

(1)犊鼻(外膝眼)

定位:髌骨下缘,髌韧带外侧凹陷中。

主治:膝痛、下肢麻痹、屈伸不利、脚气等。

(2)足三里

定位:犊鼻穴下 3 寸,胫骨前嵴外一横指处。

主治:胃痛、呕吐、腹胀、便秘、肠痈、下肢痹痛、水肿、癫狂、脚气等。

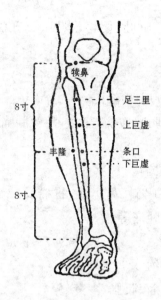
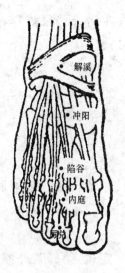

图100　足阳明胃经穴位

（3）上巨虚

定位：足三里穴下2寸。

主治：肠鸣、腹痛、泄泻、便秘、下肢痿痹等。

（4）条口

定位：上巨虚穴下3寸。

主治：脘腹疼痛、下肢痿痹、转筋、跗肿、肩臂痛。

（5）下巨虚

定位：上巨虚穴下3寸。

主治：小腹痛、泄泻、乳痈、下肢痿痹、腰脊痛引睾丸。

（6）丰隆

定位：外踝高点上8寸，条口穴外1寸。

主治:头痛、眩晕、痰多咳嗽、呕吐、便秘、水肿、癫狂痫、下肢痿痹。

(7)陷谷

定位:足背第二、三跖趾关节后凹陷中。

主治:面浮身肿,目赤肿痛,肠鸣腹痛,热病,足背肿痛。

(8)内庭

定位:足背第二、三趾间缝纹端。

主治:牙痛、咽喉肿痛、口眼㖞斜、鼻出血、胃痛反酸、腹胀、泄泻、痢疾、便秘、热病、足背肿痛等。

(9)厉兑

定位:第二趾外侧趾甲角旁约 0.1 寸。

主治:鼻出血、牙痛、咽喉肿痛、腹胀、多梦、癫狂。

4. 足少阳胆经(图 101)

(1)阳陵泉

定位:腓骨小头前下方凹陷中。

主治:胁痛、口苦、呕吐、下肢痿痹、脚气、黄疸、小儿惊风。

(2)光明

定位:外踝高点上 5 寸,腓骨前缘。

主治:目痛、夜盲、下肢痿痹、乳房胀痛、早期白内障等。

(3)悬钟(绝骨)

定位:外踝高点上 3 寸,腓骨后缘。

主治:项强、胸胁胀痛、下肢痿痹、咽喉肿痛、脚气、痔疮、耳鸣等。

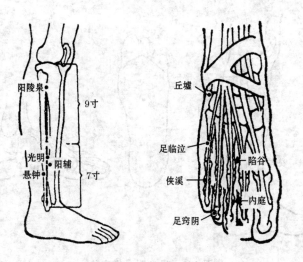

图 101　足少阳胆经穴位

（4）足临泣

定位：第四、五跖骨结合部前方，小趾伸肌腱外侧凹陷中。

主治：目赤肿痛、胁肋疼痛、月经不调、乳痈、足跗疼痛等。

（5）足窍阴

定位：第四趾外侧趾甲角旁约 0.1 寸。

主治：偏头痛、目赤肿痛、耳聋、咽喉肿痛、失眠、胁痛、月经不调等。

5.足少阴肾经（图 102）

（1）涌泉

定位：位于足底（去趾）前 1/3 处，足趾跖屈时呈凹陷。

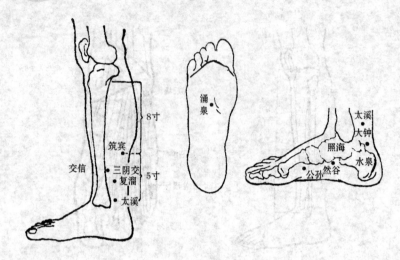

图 102　足少阴肾经穴位

主治：头痛、头昏、失眠、目眩、咽喉肿痛、失音、便秘、小便不利、小儿惊风、癫狂、昏厥等。

（2）然谷

定位：足舟骨粗隆下缘凹陷中。

主治：月经不调、带下、遗精、糖尿病、泄泻、咯血、咽喉肿痛、小便不利、小儿脐风、口噤。

（3）太溪

定位：内踝高点与跟腱之间凹陷中。

主治：月经不调、遗精、阳痿、小便频数、便秘、消渴、咯血、气喘、咽喉肿痛、牙痛、失眠、腰痛、耳聋、耳鸣等。

（4）照海

定位：内踝下缘凹陷中。

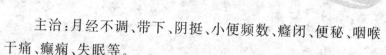

主治：月经不调、带下、阴挺、小便频数、癃闭、便秘、咽喉干痛、癫痫、失眠等。

（5）复溜

定位：太溪穴上 2 寸。

主治：水肿、腹胀、泄泻、盗汗、下肢痿痹。

6. 足太阳膀胱经（图 103）

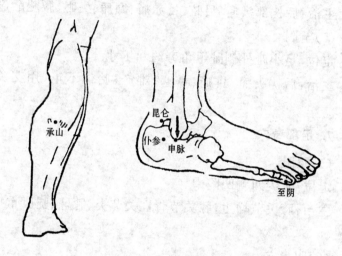

图 103 足太阳膀胱经穴位

（1）承山

定位：腓肠肌两肌之间凹陷的顶端。

主治：痔疮、脚气、便秘、腰腿拘急疼痛、坐骨神经痛等。

（2）昆仑

定位：外踝高点与跟腱之间凹陷中。

主治：后枕部头痛、项强、目眩、鼻出血、癫痫、难产、腰骶

疼痛、脚跟痛。

（3）仆参

定位：昆仑穴直下，赤白肉际处。

主治：下肢痿痹、足跟痛、癫痫。

（4）申脉

定位：外踝下缘凹陷中。

主治：后枕部头痛、目眩、目赤痛、癫痫、失眠、腰腿酸痛。

（5）至阴

定位：足小趾外侧趾甲角旁约0.1寸。

主治：后枕头痛、目痛、鼻塞、难产、胎位不正（用艾灸）等。

7. 足部奇穴

（1）膝眼

定位：髌尖两侧凹陷中。

主治：膝关节增生，膝关节骨性关节炎、膝痛、腿脚重痛，脚气。

（2）胆囊穴

定位：阳陵泉穴下1～2寸处。

主治：急慢性胆囊炎、胆石症、胆道蛔虫病、下肢痿痹。

（3）阑尾穴

定位：足三里穴下约2寸处。

主治：急慢性阑尾炎、消化不良、下肢瘫痪等。

（4）八风

定位：足背各趾缝端凹陷中，左右共8个穴。

主治:感冒、头痛、脚气、趾痛、毒蛇咬伤、足跗肿痛。

(十九)足部按摩治疗常见病症的配区原则

运用足部按摩治疗疾病时,选择足部反射区的原则是"基、症、关",即足疗的反射区配伍可由基本反射区、症状反射区、关联反射区等组成。

1. 基本反射区

基本反射区如肾、输尿管、膀胱、尿道、大脑、肾上腺、腹腔神经丛等。不管是保健还是治疗,都要求在按摩开始和结束时施以刺激。

2. 症状反射区

症状反射区即与病变器官或组织相对应的反射区。例如,胃病应首先选择胃反射区,膝关节的疾病不论是炎症、骨质增生、软组织损伤等都可选择膝反射区。

3. 关联反射区

(1)根据中医理论:根据中医阴阳五行学说、脏腑学说、病因病理学说等理论选择反射区。例如,便秘的病位在大肠,可根据中医脏腑相表里的学说,肺与大肠相表里,可配伍肺反射区。

(2)根据西医理论:根据生理、解剖、病理学说等理论选择反射区。例如,治疗颈椎病,可按解剖生理学的邻近关系,除选择颈椎这一症状反射区外,还须配伍颈项、斜方肌、肩、肘等与颈椎相邻近起协同作用器官的关联反射区。又如,胃

炎应考虑胃属于消化器官,可配伍其他消化器官的反射区,如十二指肠、胰、肝、胆等关联反射区,以增强消化系统的协调统一功能,促使胃功能更快恢复。

(3)根据疾病性质及出现的症状配区

①对于过敏性疾病,应选配肾上腺、甲状旁腺等反射区。

②对于感染性疾病,应选配脾、各淋巴结、肾上腺等反射区。

③对于内分泌功能紊乱的疾病,如糖尿病、月经不调、生长发育迟缓等,应配伍整个内分泌系统的有关反射区。

④对于同一疾病出现不同症状或并发症,可配伍相应反射区,如颈椎病可引起头昏、臂部疼痛麻木等症状,则可配伍大脑、小脑、脑干、腕部、手部等相关反射区。

以上"基、症、关"原则一般适应于慢性病及有明显病变器官的疾病。如是全身性疾病,因为它没有一个明确的病位,故不能生搬硬套"基、症、关",如高血压、发热,它们都是全身性疾病,其配伍中就没有固定的症状反射区,配伍则应根据当时出现的症状及从病因病理学的角度去选择不同的反射区。

4. 阿是区、穴配伍

有时有的反射区与患病的器官或部位并没有相关的联系,但按摩相应的反射区或穴位出现酸痛麻胀等明显病理性信息,则可选用此区或穴,我们称这种配区方法为"阿是区或阿是穴配伍"。

(二十)足部按摩的操作程序及工具选用

1. 准备工作

(1)施术者

①操作前应检查仪容仪表,剪短剪平指甲,手部清洗擦干、保持温暖。

②介绍服务项目、服务流程、收费标准、足疗的作用等。

③准备足疗的用品,如按摩膏、按摩巾、足浴药液等。

④集中精神,按受术者的要求准备足部的操作。

(2)受术者

①放松身心。

②用温热水或中药足浴液蒸泡脚。

③准备接受足部操作,提出保健或治疗的要求。

2. 开始操作

(1)两足的顺序:左足→右足,应先检查心脏反射区,以了解患者心脏功能,是否适合足部按摩。

(2)每足的总体顺序:足底→足内侧→足外侧→足背→小腿。

①足底。肾、输尿管、膀胱、尿道、前额、大脑、垂体、小脑、脑干、三叉神经、颞叶、鼻、颈项(血压点、舌、口腔)、颈椎、眼、耳、头颈淋巴结、甲状旁腺、甲状腺、斜方肌、肺、支气管(食管、气管)、肾上腺、腹腔神经丛、肾、输尿管、膀胱、尿道、心脏(左足)、脾(左足)、肝(右足)、胆(右足)、胃、胰、十二指

肠、小肠、盲肠(右足)、阑尾(右足)、回盲瓣(右足)、升结肠(右足)、横结肠、降结肠(左足)、乙状结肠(左足)、直肠(左足)、肛门(左足)、生殖腺(睾丸、卵巢)、骨盆腔(失眠点)。

②足内侧。胸椎、腰椎、骶骨、尾骨、坐骨神经(内侧)、尿道、阴道、阴茎、前列腺(子宫)、子宫颈、髋关节(内侧)、直肠、肛门。

③足外侧。肩、腋窝、臂部(腕部、手部)、肘、肩胛部、膝、大腿、臀部、坐骨神经(外侧)、生殖腺(睾丸、卵巢)、输精(卵)管、髋关节(外侧)、下腹部。

④足背。上颌、下颌、牙齿、扁桃体、面部、咽喉、气管、食管、声带、胸部淋巴结、内耳、胸部(胸腺)、膈、肋、闪腰点、上身淋巴结、下身淋巴结、化痰点、腹股沟。

⑤小腿。拿揉小腿肌群,点内膝眼、外膝眼、阳陵泉、足三里、丰隆、照海、太溪、三阴交、阴陵泉穴等。

3. 结束阶段

(1)用温水洗净受术者足部、小腿上的按摩膏。

(2)向受术者介绍足疗的一些注意事项及可能出现的一些反应。

(3)嘱咐受术者在半小时内喝温开水 300～500 毫升,并躺卧静养片刻,注意保暖。

(4)征询受术者意见,协助其穿好衣服、鞋袜,不要遗忘个人物品。

(5)施术者收拾整理完足疗用品后,也要喝 300 毫升温开水,并用药皂和温水清洗双手,并简单揉捏放松一下手部,活动一下全身。

4. 工具的选用

遇到足部感觉比较迟钝或长有厚皮、老茧的患者时,一般可选用木制或牛角按摩棒来增加按摩的力度。

(二十一)足部按摩的反应、注意事项和禁忌证

1. 操作后可能出现的反应

(1)可能出现头昏、恶心、疲倦,多因刺激量过大或体质差引起。

(2)按摩后可能出现口干、口内发涩、腹泻、皮肤起红点等反应,这是机体进行自我调整的反应。

(3)按摩几天后,尿的颜色可能变深、气味变浓、尿量增多等反应。

(4)少数人按摩后可出现低热现象,1周左右即可消失,这可能是体内有潜伏的炎症等原因。

(5)操作后足部或小腿的静脉曲张更加明显,或踝关节出现肿胀,这一般是淋巴阻塞的患者经施术后血液循环改善的缘故。若踝关节出现肿胀,也可能是受术者患有心、肾等疾病,通过操作后提前反映出来。

(6)腿部出现创口,表示此人机体内有毒物质不能在体内被破坏、吞噬掉,而其腿部的血液循环较差,这些有毒物质就从腿部的创口排出体外。

(7)反射区或穴位的疼痛程度更明显,这是由于受术者

可能是初次接受按摩，或是少数对疼痛特别敏感的人群，也可能是潜在的病痛被引发出来。

（8）按摩后有时病痛反而短暂的加重，或出现身体某个部位的不适，这是由于潜在的病痛被引发出来。

以上这些反应一般都是短时间的，应嘱咐受术者不必担心，继续按摩，坚持数日（1周左右），反应即可自行消失，不要放弃。如在按摩3～7次后反应仍加重，则应考虑更改施术方案或采用其他方法结合治疗。

2. 足部按摩注意事项

（1）足部按摩场所要保持整洁、空气新鲜，温度适宜，避免施术者和受术者受风寒。

（2）施术前应先检查受术者心脏反射区，并排除足部按摩的禁忌证，以免发生意外事故。

（3）如因操作不当引起局部肿胀、瘀血，须待局部恢复正常后再行施术。

（4）进行足部施术时，应尽量避开骨骼凸起处，以防损伤骨膜，对一些相对敏感的反射区和穴位也应避免重刺激。

（5）每次施术时间以 30～45 分钟为佳，不宜过长，一般不超过 60 分钟。小孩（14 岁以下）及年老体弱者时间适当缩短，力度轻一些，双足不超过 20 分钟。

（6）施术后半小时内应喝温开水 300～500 毫升，不应喝茶、酒或其他饮料。小孩，年老体弱者，以及心脏病、肾脏病、水肿及糖尿病患者则应酌情减量，喝 100～200 毫升即可。

（7）在足疗治病期间，凡是长期服药患者不可突然停药，须等病情确实缓解后再逐渐小剂量的减量。

(8)凡足部长期接受刺激,足部穴位或反射区敏感度减弱,可在操作前用1:100的温盐水浸泡双足30分钟或让患者休息2～3天后再接受操作。

(9)施术者要坚持自我锻炼,强壮自己身体,并应学会保护自己。操作时尽量避免受术者的足心对着自己的心脏。每次术后须用温水洗手,冬天外出要戴手套。操作后也应喝200～300毫升温开水。

(10)施术者操作过程中应避免一直使用某一种手法,以防手部长茧或关节变形,应采用多样手法,轮用各个手指施术。

3. 足部按摩的禁忌证

(1)患严重的癫痫,高血压,心、肝、肾、肺等器官衰竭的病人。

(2)大出血的病人。

(3)结核病活动期。

(4)需要急诊外科手术的人,如急腹症(阑尾炎等)。

(5)各种急性中毒的抢救期。

(6)女性妊娠期、月经期一般不适宜做足疗。

(7)饭前半小时内,饭后1小时内不要按摩。

(8)凡足部有外伤、感染、溃烂或癣症,应避开此处施术,严重者不用本法。

施术者应懂得心理医学及中医预防保健养生的知识,并运用贯穿在整个操作过程中,对患者的健康状况进行客观的描述,并提出一些建议和指导。

二、养生保健的足疗方法

(一)消除疲劳的足疗方法

疲劳是一种自我感觉,也是亚健康的主要标志和典型的表现。常听人说:"每天忙忙碌碌地工作,弄得我头昏脑涨、精疲力竭。""在办公室,我整天与空调、电脑、电话相伴,弄得我烦躁头晕,熬到下班回家,往沙发上一躺,连饭都懒得吃,什么事都不想干。"也有人说:"没完没了的作业,一场接一场的考试,弄得我脑子迷迷糊糊,说话无力,健忘失眠。"还听人说:"我虽然退休在家,不是带孙子,就是洗衣服、做饭,活得很累。"以上这些叙述就是疲劳这一亚健康状态的表现。疲劳可分为躯体性疲劳、脑力性疲劳、心理(精神)性疲劳、病理性疲劳、综合性疲劳5大类。足部药浴和足部按摩疗法,对躯体性疲劳、脑力性疲劳、心理(精神)性疲劳均有良好的恢复作用。

1. 足部药浴

方1 刺五加桂枝方

组成:刺五加50克,桂枝60克,甘草5克。

用法:将药物同入锅中,加水适量,煎煮30分钟,去渣取

汁,倒入泡足桶中,先熏蒸后泡足 30 分钟,每晚 1 次。10 天为 1 个疗程。

功效:益气温阳。主治各种疲劳症,对躯体性疲劳尤为适宜。

方 2　人参叶川芎方

组成:人参叶 40 克,川芎 30 克。

用法:将以上药物同入锅中,加水适量,煎煮 30 分钟,去渣取汁,倒入泡足桶中,先熏蒸后泡足 30 分钟,每晚 1 次。10 天为 1 个疗程。

功效:益气活血。主治各种疲劳症,对躯体性疲劳尤为适宜。

方 3　黄芪党参方

组成:黄芪 30 克,党参 20 克,白酒 30 毫升。

用法:将前 2 味药同入锅中,加水适量,煎煮 30 分钟,去渣取汁,兑入白酒,倒入泡足桶中,先熏蒸后泡足 30 分钟,每晚 1 次。10 天为 1 个疗程。

功效:补益肺脾,强壮精神。主治各种疲劳症,对躯体性疲劳尤为适宜。

方 4　首乌益智仁方

组成:制何首乌 50 克,益智仁 30 克,菟丝子 30 克,川芎20 克。

用法：将以上药物同入锅中，加水适量，煎煮 30 分钟，去渣取汁，倒入泡足桶中，先熏蒸后泡足 30 分钟，每晚 1 次。10 天为 1 个疗程。

功效：补益肝肾，强壮精神。主治各种疲劳症，对脑力性疲劳、心理（精神）性疲劳尤为适宜。

2. 足部按摩

（1）按摩的反射区及穴位

反射区：基本反射区（肾、输尿管、膀胱、尿道、腹腔神经丛 5 个），大脑，前额，小脑，脑干，垂体，眼，耳，颈，斜方肌，甲状腺，甲状旁腺，肺，心，脾，肝，胆，小肠，生殖腺，脊椎（颈椎、胸椎、腰椎、骶骨、尾骨），坐骨神经，肩，肘，上肢，肩胛部，膝，髋关节，各淋巴结，膈，肋等反射区。

穴位：涌泉、足三里、三阴交、承山、阳陵泉、昆仑、太溪等。

（2）按摩的程序与方法

①食指关节刮压基本反射区各 1～2 分钟。

②拇指指腹按揉大脑、前额、小脑、脑干、垂体、眼、耳、颈、甲状腺、甲状旁腺反射区各 30 次。

③食指关节刮压斜方肌、肺、腹腔神经丛及小肠反射区各 30～50 次。

④食指关节点按心、脾、肝及胆反射区各 30 次。

⑤拇指指腹按揉生殖腺反射区 30 次，推压脊椎反射区共 2～3 分钟。

⑥拇指指腹推压坐骨神经、肩、肘、膝、肩胛部、髋关节、膈、肋反射区各 30 次。

⑦食指关节按揉各淋巴结反射区各 20～30 次。

⑧拇指点按涌泉、足三里、三阴交、承山、阳陵泉、昆仑、太溪穴各 20～30 次。

⑨重复刮压 5 个基本反射区各 1 分钟。

（二）增强抵抗力的足疗方法

抵抗力即人体抗御疾病的能力，又称免疫功能。自从 2002 年"非典型性肺炎"在世界部分地区肆虐之后，人们对增强机体抵抗力即免疫功能这个话题更加关注，引起了人们的高度重视。由于泡足和双足按摩，尤其是采用药液泡足和按摩足心能改善全身血液循环，改善淋巴系统动能，从而增强了淋巴系统抑制病毒、细菌的防卫能力；淋巴系统的循环通过泡足疗法和足部按摩而加快，使淋巴细胞不断产生抗体，从而使人体抵抗力得以增强，一些因免疫力低下而造成的疾病得以康复。所以，药液泡足和按摩足能增强抵抗力是不容置疑的，从大量临床实践中的事例也得到了佐证。此外，人体解剖生理学认为，人的双脚远离心脏，是血液循环的"边陲地带"，血液的供应相对较少，脚的皮下脂肪层较薄，保温能力差。在一般情况下，双脚皮肤温度最低；同时，脚掌与上呼吸道黏膜之间存在着密切的神经联系，双脚一旦受凉，便可反射性引起上呼吸道黏膜内的毛细血管收缩，纤毛活动减弱，抵抗力下降。原来潜伏在鼻咽部的病毒、病菌便会乘虚而入，并在短期内大量繁殖起来，引起感冒，或诱发支气管炎、支气管哮喘等因抵抗力低下而导致的疾病。据研究，双

脚皮肤表面温度降低至 22℃以下时,就容易引起伤风感冒。相反,若注意双脚保暖,鞋袜适当,常用热水或药液泡足,双足经常活动,常常搓摩足心,就可达到御寒保暖、防病强身、增强抵抗力的目的。

1. 足部药浴

方 1　参叶防风方

组成:人参茎叶 30 克,防风 20 克,山药 20 克,白术 30 克,甘草 6 克。

用法:将上药同入锅中,加水适量,煎煮 2 次,每次 30 分钟,合并滤液,倒入泡足桶中,先熏蒸后泡足 30 分钟,每晚 1 次。15 天为 1 个疗程。

功效:益气健脾,增强抵抗力。适用于抵抗力低下。

方 2　黄芪刺五加方

组成:黄芪 30 克,刺五加 40 克,川芎 20 克,贯众 30 克。

用法:将上药同入锅中,加水适量,煎煮 2 次,每次 30 分钟,合并滤液,倒入泡足桶中,先熏蒸后泡足 30 分钟,每晚 1 次。15 天为 1 个疗程。

功效:补气活血,增强抵抗力。适用于抵抗力低下。

方 3　党参黄精方

组成:党参 20 克,黄精 30 克,薏苡仁 50 克,当归 20 克。

用法:将上药同入锅中,加水适量,煎煮 2 次,每次 30 分

钟,合并滤液,倒入泡足桶中,先熏蒸后泡足 30 分钟,每晚 1
次。15 天为 1 个疗程。

功效:补气活血,增强抵抗力。适用于抵抗力低下。

方 4 绞股蓝大青叶方

组成:绞股蓝 20 克,大青叶 30 克,鱼腥草 20 克。

用法:将上药同入锅中,加水适量,煎煮 2 次,每次 30 分
钟,合并滤液,倒入泡足桶中,先熏蒸后泡足 30 分钟,每晚 1
次。15 天为 1 个疗程。

功效:益气养阴,抗病毒,增强抵抗力。适用于抵抗力低
下。

方 5 薏苡仁菜豆方

组成:薏苡仁 100 克,菜豆 200 克。

用法:将上药及食物同入锅中,加水适量,煎煮 2 次,每
次 30 分钟,合并滤液,倒入泡足桶中,先熏蒸后泡足 30 分
钟,每晚 1 次。15 天为 1 个疗程。

功效:益气健脾,增强抵抗力。适用于抵抗力低下。

方 6 红景天五味子方

组成:红景天 100 克,五味子 30 克,茶叶 6 克。

用法:将上药同入锅中,加水适量,煎煮 2 次,每次 30 分
钟,合并滤液,倒入泡足桶中,先熏蒸后泡足 30 分钟,每晚 1
次。15 天为 1 个疗程。

功效:补气活血。增强抵抗力,防治抵抗力低下。

2. 足部按摩

(1)按摩的反射区及穴位

反射区:基本反射区(肾、输尿管、膀胱、尿道、腹腔神经丛5个),肝,胆,心,脾,胃肠道(胃、胰、十二指肠、小肠、盲肠、升结肠、横结肠、降结肠、乙状结肠及直肠、肛门、直肠和肛门),头颈淋巴结,胸部淋巴结,上身淋巴结,下身淋巴结,胸腺,生殖腺等反射区。

穴位:足三里、三阴交、涌泉。

(2)按摩的程序与方法

①食指关节刮压基本反射区各1~2分钟。

②食指关节点按心、脾、肝、胆反射区各30~50次。

③食指关节刮压和按揉胃肠道反射区共3~5分钟。

④拇指指腹按揉头颈淋巴结、胸部淋巴结、上身淋巴结、下身淋巴结、胸腺、生殖腺反射区各1~2分钟。

⑤拇指点按足三里、三阴交、涌泉穴各1分钟。

⑥重复刮压5个基本反射区1分钟。

(三)促进食欲的足疗方法

人总是有进食欲望的,俗话说:"人是铁,饭是钢,一顿不吃饿得慌。"但有的人总是无饥饿感,出现畏食、厌食或食量减少,纵然勉强进食也食而无味,食后腹胀、消化不良。以上表现便是我们通常所说的食欲不振。食欲不振可出现在消化道各种疾病之中,如病毒性肝炎、各种胃炎等疾病,其他系统的各种疾病均可伴有食欲不振的症状。但也有一些人并未生病,只是由于学习紧张、工作压力过大,精神不愉快、悲哀、忧愁,过食高糖、高脂肪食物等原因而导致食欲不振、食量减少,这就属于一种亚健康状态。应该正确对待,及时针对原因采取有效的排解措施,促使食欲恢复正常,否则可损害健康,导致身心疾病的产生。足部药浴与足部按摩疗法有助于促进食欲。

1. 足部药浴

方 1　青陈皮山楂方

组成:青皮 20 克,陈皮 30 克,焦山楂 50 克,薄荷(后下)10 克。

用法:将以上药物同入锅中,加水适量,煎煮 30 分钟,去渣取汁,倒入泡足桶中,先熏蒸后泡足 30 分钟,每晚 1 次。7天为 1 个疗程。

功效:消食和胃,促进食欲。主治食欲不振,食量减少。

方 2　橘皮荷叶方

组成:鲜橘皮 60 克,鲜荷叶 1 张,麦芽 30 克,谷芽 30 克。

用法:将以上药物同入锅中,加水适量,煎煮 30 分钟,去渣取汁,倒入泡足桶中,先熏蒸后泡足 30 分钟,每晚 1 次。7天为 1 个疗程。

功效:消食和胃,促进食欲。主治食欲不振,食量减少。

方 3　白萝卜砂仁方

组成:白萝卜 500 克,砂仁 4 克,陈皮 30 克,神曲 40 克。

用法:先将白萝卜洗净,切成薄片,再与砂仁、陈皮、神曲同入锅中,加水适量,煎煮 30 分钟,去渣取汁,倒入泡足桶中,先熏蒸后泡足 30 分钟,每晚 1 次。7 天为 1 个疗程。

功效:消食和胃,促进食欲。主治食欲不振,食量减少。

2. 足部按摩

(1)按摩的反射区及穴位

反射区:基本反射区(肾、输尿管、尿道、膀胱、腹腔神经丛 5 个),大脑,垂体,甲状腺,甲状旁腺,脾,肝,胆,胃,胰,十二指肠,小肠,大肠,膈,上身淋巴结,下身淋巴结,化痰点(解溪穴)等反射区。

穴位:足三里、上巨虚等。

(2)按摩的程序与方法

①食指关节刮压基本反射区各 1～2 分钟。

②刮压大脑、甲状腺反射区各 1～2 分钟。

③食指关节点按垂体、甲状旁腺、脾、肝、胆反射区各 30～50 次。

④食指关节刮压肺、腹腔神经丛反射区各 1～2 分钟。

⑤拇指指腹按揉胃、胰、十二指肠反射区各 3～5 分钟。

⑥四指刮压小肠反射区 5～7 分钟。

⑦食指关节刮压大肠反射区 1～2 分钟。

⑧双食指刮压膈反射区 30 次。

⑨食指关节点按上身淋巴结、下身淋巴结、化痰点反射区各 30～50 次。

⑩拇指点按足三里、上巨虚等穴位各 30～50 次。

⑪重复刮压 5 个基本反射区各 1～2 分钟。

(四)促进性欲的足疗方法

性功能减退,又称性欲淡漠、性功能低下、性欲缺乏,是指性欲存在不同程度的抑制。男女双方均可出现性功能减退。在已婚男性常表现为对性刺激不感兴趣,缺少应有的性冲动,性情感的表达和性刺激的反应水平降低。在已婚女性常表现为缺乏性欲,或虽有性欲,但每次都不能进入持久的高潮期或不能激起性高潮,从而得不到性的满足所表现的一种病症状态。有些人在结婚后很久仍缺乏性的欲望,因而对性生活不感兴趣,甚至逐渐厌恶,出现性欲淡漠的精神状态。有些人则是性的感受不足,性交时,感觉不到应有的快感,也无性高潮的表现。性欲淡漠对夫妇正常的性生活将产生严重的负面影响。性功能减退除少数是器质性疾病、炎症所引起的之外,大多数属于亚健康状态。足部药浴与足部按摩对性功能减退有辅助治疗功效。

1. 足部药浴

方 1　菟丝子韭菜子方

组成:菟丝子 30 克,韭菜子 60 克,红茶 3 克。

用法:将以上 3 味药同入锅中,加水适量,煎煮 30 分钟,

去渣取汁,倒入泡足桶中,先熏蒸后浸泡双足30分钟,每晚1次。15天为1个疗程。

功效:温肾补阳,促进性欲。主治性功能减退。

方2 巴戟天淫羊藿方

组成:巴戟天30克,淫羊藿40克,仙茅30克,食盐6克。

用法:将前3味药同入锅中,加水适量,煎煮30分钟,去渣取汁,调入食盐,待其溶解后倒入泡足桶中,先熏蒸后浸泡双足30分钟,每晚1次。15天为1个疗程。

功效:温肾补阳,促进性欲。主治性功能减退。

方3 鹿角霜生姜方

组成:鹿角霜20克,生姜50克,食盐5克。

用法:将以上3味药同入锅中,加水适量,煎煮30分钟,去渣取汁,倒入泡足桶中,先熏蒸后浸泡双足30分钟,每晚1次。15天为1个疗程。

功效:温肾补阳,促进性欲。主治性功能减退。

2. 足部按摩

(1)按摩的反射区和穴位

反射区:基本反射区(肾、输尿管、尿道、膀胱、腹腔神经丛5个),大脑,垂体,甲状腺,肾上腺,胰腺,心,脾,肝,各淋巴结(头颈淋巴结,胸部淋巴结,上、下身淋巴结),生殖腺(足跟、足外侧),前列腺(子宫)等反射区。

穴位:足三里、三阴交、太溪等。

（2）按摩的程序与方法

①食指关节刮压基本反射区各 1～2 分钟。

②拇指关节刮压大脑、甲状腺反射区各 30～50 次。

③食指关节点按垂体、肾上腺、肾反射区各 1～2 分钟。

④拇指指腹按揉胰腺、心、脾、生殖腺、肝、前列腺（子宫）反射区各 1～2 分钟。

⑤拇指指腹按揉生殖腺反射区 5～7 分钟。

⑥食指关节点按各淋巴结反射区各 30～50 次。

⑦拇指点按足三里、三阴交、太溪等穴位各 30～50 次。

⑧重复刮压 5 个基本反射区各 1～2 分钟。

（五）明目的足疗方法

眼睛是人体重要的视觉器官，为人身之至宝，是我们感受和认识世界的窗户，必须靠悉心调理和养护，才能目光炯炯有神而敏锐明晰。视力下降，视物模糊不清，眼睛酸痛、发胀，两眼干涩、疲劳是当前困扰人们的一种常见的亚健康状态。其原因主要有：学生做作业时间过长，用眼过度；工作离不开电脑，聚精会神地长时间盯着屏幕；或看电视时间过久。这些"现代病"均可导致眼视觉疲劳、视力下降，不及时纠正可导致多种慢性眼病。预防视力下降，除合理用眼，均衡营养外，足部药浴与足部按摩亦有一定的明目作用。

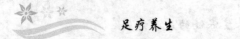

1. 足部药浴

方1　枸杞叶菊花方

组成:枸杞叶 60 克,白菊花 30 克,荠菜 50 克。

用法:将以上 3 味药同入锅中,加水适量,煎煮 30 分钟,去渣取汁,倒入泡足桶中,先熏洗后浸泡双足 30 分钟,每晚1 次。15 天为 1 个疗程。

功效:滋阴平肝,泻火明目。主治视力下降,眼睛疲劳干涩。

方2　芦笋绿茶方

组成:鲜芦笋 200 克,绿茶 5 克,决明子 30 克。

用法:将芦笋洗净、切碎,与绿茶、决明子同入锅中,加水适量,煎煮 30 分钟,去渣取汁,倒入泡足桶中,先熏洗后浸泡双足 30 分钟,每晚 1 次。15 天为 1 个疗程。

功效:滋阴平肝,泻火明目。主治视力下降,眼睛疲劳干涩。

方3　石斛首乌方

组成:石斛 30 克,制何首乌 60 克,谷精草 40 克。

用法:将以上 3 味药同入锅中,加水适量,煎煮 30 分钟,去渣取汁,倒入泡足桶中,先熏洗后浸泡双足 30 分钟,每晚1 次。15 天为 1 个疗程。

功效:滋阴平肝,泻火明目。主治视力下降,眼睛疲劳干涩。

2. 足部按摩

（1）按摩的反射区及穴位

反射区：基本反射区（肾、输尿管、膀胱、尿道、腹腔神经丛 5 个），前额，大脑，小脑，脑干，颈项，颈椎，斜方肌，眼，甲状腺，心，脾，肝，胆，胃，胰，十二指肠，小肠，胸部淋巴结等反射区。

穴位：光明、太冲、行间、足三里、三阴交等。

（2）按摩的程序与方法

①食指关节刮压基本反射区各 1～2 分钟。

②拇指刮压和捏揉前额、大脑反射区各 30～50 次。

③拇指指腹推压按揉小脑、脑干、颈项反射区各 30～50 次。

④双指钳法按摩颈椎反射区 30 次。

⑤按揉眼反射区 5～7 分钟。

⑥食指关节刮压斜方肌、甲状腺反射区各 30～50 次。

⑦食指关节按揉心、脾、肝、胆、胃、胰、十二指肠反射区各 1～2 分钟。

⑧四指刮压小肠反射区 30～50 次。

⑨拇指按揉胸部淋巴结反射区 30～50 次。

⑩拇指点按光明、太冲、行间、足三里、三阴交等穴各 30～50 次。

⑪重复刮压基本反射区各 1～2 分钟。

（六）聪耳的足疗方法

耳朵是接受外界信息，精确地辨别音讯的器官。耳鸣分为主观性耳鸣（只有自我感觉）和客观性耳鸣（能被他人轻微听到）两大类；根据耳鸣的音调又可分为高频率耳鸣（如同蝉鸣或铃声）和低频率耳鸣（如同吹气声或嗡嗡声）两种。临床上以主观性耳鸣最为多见，以老年人最为常见。耳鸣（尤其是客观性耳鸣）可见于血管畸形，如动静脉瘘、主动脉瘤、耳部周围肌肉阵发性痉挛、耳咽管异常开放及一些老年性全身疾病。耳鸣也可见于生活无规律、长期精神紧张、早衰的人。一般认为，主观性耳鸣是听觉神经系统异常活动或中枢对末梢抑制有关；高频率耳鸣可发展为神经性耳聋，低频率耳鸣可伴有传导性耳聋。据有关资料报道，耳鸣发病率较高，成年人中 20％的人有不同程度的耳鸣，其中 4％有严重耳鸣，发病率随年龄增长而增高，74％～80％的发病年龄在 40 岁以上。这些人群中，部分在五官科、内科等的理化检测中均查不出器质性病变，其实这是一种亚健康状态。中医学认为，亚健康状态引起的耳鸣、听力减退大多是因肾阴虚弱或气血不足等原因所引起的。足部药浴与足部按摩坚持数月可收到聪耳的效果。

1. 足部药浴

方 1　首乌桑叶方

组成：制何首乌 60 克，桑叶 100 克，川芎 15 克。

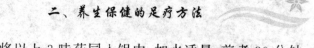

　　用法:将以上 3 味药同入锅中,加水适量,煎煮 30 分钟,去渣取汁,倒入泡足桶中,先熏蒸后浸泡双足 30 分钟,每晚1 次。15 天为 1 个疗程。

　　功效:滋补肝肾,养阴聪耳。主治耳鸣、听力减退。

方 2　熟地天冬方

　　组成:熟地黄 50 克,天冬 40 克,桑葚 30 克,石菖蒲 15 克。

　　用法:将以上 4 味药同入锅中,加水适量,煎煮 30 分钟,去渣取汁,倒入泡足桶中,先熏蒸后浸泡双足 30 分钟,每晚1 次。15 天为 1 个疗程。

　　功效:滋补肝肾,养阴聪耳。主治耳鸣、听力减退。

方 3　菟丝子杜仲方

　　组成:菟丝子 50 克,杜仲 40 克,怀牛膝 30 克,川芎 15 克。

　　用法:将以上 4 味药同入锅中,加水适量,煎煮 30 分钟,去渣取汁,倒入泡足桶中,先熏蒸后浸泡双足 30 分钟,每晚1 次。15 天为 1 个疗程。

　　功效:滋补肝肾,养阴聪耳。主治耳鸣、听力减退。

2. 足部按摩

　　(1)按摩的反射区及穴位

　　反射区:基本反射区(肾、输尿管、膀胱、尿道、腹腔神经丛 5 个),大脑,垂体,耳,肾上腺,肝,胆,脾,各淋巴结,膈,内耳(迷路),生殖腺,前列腺(子宫)等反射区。

　　穴位:太溪、涌泉、三阴交等。

（2）按摩的程序与方法

①食指关节刮压基本反射区各 1～2 分钟。

②拇指关节刮压或点按大脑、垂体、腹腔神经丛反射区 30～50 次。

③捏揉耳反射区 5～7 分钟。

④食指关节点按肾上腺、肾、肝、胆、脾反应区各 1～2 分钟。

⑤拇指指腹按揉生殖腺、前列腺、内耳迷路反射区各 1～2 分钟。

⑥双食指刮压膈反射区 30 次。

⑦食指关节点按各淋巴结反射区各 30～50 次。

⑧拇指点按太溪、涌泉、三阴交等穴各 30～50 次

⑨重复刮压基本反射区各 1～2 分钟。

（七）御寒的足疗方法

畏寒怕冷是指人体在没有炎症感染、病毒性感染等情况下，比正常人畏惧寒冷，手足发凉，衣着比正常人多，冬季更加严重，尤其多见于老年人及妇女。还有一种叫作"低体温综合征"的疾病，主要表现为：自觉畏寒怕冷，面色苍白，嘴唇色紫，呼吸减慢，血压偏低，四肢发凉，严重者可出现低血压、心搏骤停。畏寒怕冷可能由贫血、低血压、甲状腺功能减退、内分泌失调所致，但大多数畏寒怕冷、四肢发凉的人属于亚健康状态，主要原因是饮食不当、营养缺乏、衣着不当、缺乏运动、喜静少动所引起。中医学认为，畏寒怕冷主要为脾肾

阳虚而引起,选用温补脾肾药物泡足,并做足部按摩,有较好的疗效。

1. 足部药浴

方 1　附子干姜方

组成:熟附子 30 克,干姜 100 克,山药 50 克。

用法:将以上 3 味药同入锅中,加水适量,煎煮 30 分钟,去渣取汁,倒入泡足桶中,先熏洗后浸泡双足 30 分钟,每天 1 次。15 天为 1 个疗程。

功效:温补脾肾,御寒回阳。主治畏寒怕冷,手脚发凉。

方 2　淫羊藿川椒方

组成:淫羊藿 50 克,川椒 30 克,生姜 40 克。

用法:将以上 3 味药同入锅中,加水适量,煎煮 30 分钟,去渣取汁,倒入泡足桶中,先熏洗后浸泡双足 30 分钟,每天 1 次。15 天为 1 个疗程。

功效:温补脾肾,御寒回阳。主治畏寒怕冷,手脚发凉。

方 3　桂枝干姜方

组成:桂枝 100 克,干姜 150 克,细辛 10 克。

用法:将以上 3 味药同入锅中,加水适量,煎煮 30 分钟,去渣取汁,倒入泡足桶中,先熏洗后浸泡双足 30 分钟,每天 1 次。15 天为 1 个疗程。

功效:温补脾肾,御寒回阳。主治畏寒怕冷,手脚发凉。

2．足部按摩

（1）按摩的反射区及穴位

反射区：基本反射区（肾、输尿管、膀胱、尿道、腹腔神经丛 5 个），大脑，垂体，甲状腺，甲状旁腺，肾上腺，脾，肝，胃，胰，十二指肠，小肠，各淋巴结（头颈淋巴结，胸部淋巴结，上、下身淋巴结），生殖腺，胸腺等反射区。

穴位：涌泉、太溪、三阴交、足三里等。

（2）按摩的程序与方法

①食指关节刮压基本反射区各 1～2 分钟。

②刮压大脑、甲状腺反射区各 30～50 次。

③食指关节点按垂体、甲状旁腺、肾上腺反射区各 30～50 次。

④拇指指腹按揉脾、肝、胃、胰、十二指肠反射区各 1～2 分钟。

⑤四指刮压小肠反射区 1～2 分钟，

⑥拇指指腹按揉生殖腺、胸腺反射区各 3～5 分钟。

⑦食指关节点按各淋巴结反射区各 1～2 分钟。

⑧拇指点按涌泉、太溪、三阴交、足三里等穴各 1～2 分钟。

⑨重复刮压基本反射区各 1～2 分钟。

（八）解郁的足疗方法

当人们遇到家庭纠纷，或升学、就业、婚姻等方面的困难，或股票下跌，或身体不佳、疾病缠身等不愉快的事情，便会感到心气不顺，情绪低落，心情忧郁，少言寡欢。这种情绪忧郁是一种亚健康状态的表现，如果不及时纠正，会导致抑郁症这一精神疾病及其他心身疾病。对于情绪忧郁应与抑郁症相鉴别，以免造成不可挽回的后果。亚健康状态的情绪忧郁反应是对某一不愉快事情的反应，如果病人无缘无故地忧郁，则可能是抑郁症。抑郁症病人是全面的情绪低落，对工作、家庭、子女、生活、学习、嗜好、性生活均不感兴趣，严重者常导致消极观念和行为，甚至会自杀。亚健康状态的忧郁反应往往因事过境迁而消失，而抑郁症持续时间较长，其症状常晨重夕轻，常伴有思维和行为迟钝、睡眠早醒、食欲不振、体重下降、闭经等症状。抑郁症应在医生指导下认真地进行药物治疗。对于亚健康状态的情绪忧郁，中医学认为与肝气郁结、疏泄功能失控有关，除进行心理调节外，采用疏肝理气解郁的药液泡足，再配合足部按摩有事半功倍之效。

1. 足部药浴

方 1　橘皮橘核橘络方

组成：橘皮 100 克，橘核 80 克，橘络 10 克。

用法：将以上 3 味药同入锅中，加水适量，煎煮 30 分钟，去渣取汁，倒入泡足桶中，先熏蒸后浸泡双足 30 分钟，每晚 1 次。10 天为 1 个疗程。

功效：疏肝解郁，理气通络。主治情绪忧郁，胸胁胀痛。

方2 金橘叶郁金方

组成:金橘叶 100 克,郁金 30 克,延胡索 15 克,川芎 15 克。

用法:将以上 4 味药同入锅中,加水适量,煎煮 30 分钟,去渣取汁,倒入泡足桶中,先熏蒸后浸泡双足 30 分钟,每晚 1 次。10 天为 1 个疗程。

功效:疏肝解郁,理气通络。主治情绪忧郁,胸胁胀痛。

方3 柴胡青皮方

组成:柴胡 50 克,青皮 60 克,枳壳 15 克。

用法:将以上 3 味药同入锅中,加水适量,煎煮 30 分钟,去渣取汁,倒入泡足桶中,先熏蒸后浸泡双足 30 分钟,每晚 1 次。15 天为 1 个疗程。

功效:疏肝解郁,理气通络。主治情绪忧郁,胸胁胀痛。

2.足部按摩

(1)按摩的反射区及穴位

反射区:基本反射区(肾、输尿管、膀胱、尿道、腹腔神经丛 5 个),大脑,前额,小脑,脑干,三叉神经,颞叶,甲状腺,甲状旁腺,肺,心,脾,肝,胆,胃肠道(胃、胰、十二指肠、小肠、盲肠、升结肠、横结肠、降结肠、乙状结肠和直肠、肛门),胸部淋巴结,胸,膈等反射区。

穴位:太冲、行间、侠溪、解溪穴、阳陵泉等。

（2）按摩的程序与方法

①食指关节刮压基本反射区各 1～2 分钟。

②拇指关节刮压或按揉大脑、前额反射区各 1 分钟，拇指指腹按揉小脑、脑干、三叉神经、颞叶反射区各 30～50 次。

③拇指关节推按甲状腺、甲状旁腺反射区各 30 次。

④食指关节刮压肺、腹腔神经丛、胃肠道反射区各 2～3 分钟。

⑤食指关节点按心、脾反射区各 1 分钟，按揉肝、胆反射区各 2～3 分钟。

⑥拇指指腹按揉胸部淋巴结、胸、膈反射区各 1～2 分钟。

⑦拇指点按太冲、行间、侠溪、解溪、阳陵泉等穴各 30～50 次。

⑧重复刮压基本反射区各 1 分钟。

（九）美容的足疗方法

爱美之心人皆有之，中华民族自古就是一个爱美的民族。我们的祖先在 5 000 多年的历史长河中创造了一套中国传统的美容方法，特别强调整体美容，认为人体是一个整体，颜面、五官、毛发、肌肤、爪甲都不是独立存在的，要想面容靓丽动人，皮肤润泽富有弹性，头发乌黑光亮，青春久驻，就必须做到身体健康、脏腑功能旺盛，气血充足。运用天然药物及食物制成药液进行泡足，通过皮肤的吸收，能起到增强内脏功能，促进血液循环，增强汗腺及皮脂腺排泄功能，促进新陈代谢，愉悦精神等多方面的作用，从而达到美容润肤、乌发等功效。

1. 足部药浴

方 1 丝瓜汁方

组成:鲜嫩丝瓜及新鲜叶、藤各 500 克。

用法:将丝瓜及叶、藤洗净,切碎,捣烂,包在洁净纱布中绞汁。取 1 小瓶汁液搽脸,每天 3 次,余下的汁液倒入泡足桶中,加入 2 000 毫升 40℃温开水,泡足 30 分钟,每晚 1 次。20 天为 1 个疗程。

功效:凉血解毒,美容护肤,防皱,杀菌消炎。适用于防治容颜衰老、皮肤粗糙、面疣、粉刺、毛囊炎。

方 2 白芷白及方

组成:白芷 15 克,白及 20 克,瓜蒌 30 克,白蔹 15 克,茯苓 20 克,藿香 15 克。

用法:将以上药物一同研成细粉,加入 2 000 毫升 40℃温开水中,搅匀。取 1 小瓶混悬液搽脸及手臂,余下的药液倒入泡足桶中,泡足 30 分钟,每天 1～2 次。20 天为 1 个疗程。

功效:美白润肤,减少皱纹。适用于防治皮肤黯黑、粗糙,皱纹增多及面部黑斑。

方 3 杏仁茶叶方

组成:苦杏仁 50 克,绿茶 5 克。

用法:将苦杏仁、茶叶一同入锅,加水 2 000 毫升,煎煮

30分钟,去渣取汁。取1小瓶外搽脸部及手臂,余下药液倒入泡足桶中,至水温30℃左右时泡足30分钟,每天1~2次。20天为1个疗程。

功效:滋润皮肤,消炎杀菌,补充维生素及矿物质。适用于防治皮肤萎黄、黯黑、粗糙及皮肤痤疮、疥疮。

方4 菊花柏叶方

组成:甘菊花60克,干柏叶20克,蔓荆子15克,川芎20克,桑白皮15克,白芷10克,细辛8克,墨旱莲30克。

用法:将以上药物同入锅中,加水2 000毫升,煎煮20分钟,去渣取汁,至水温30℃左右时浸泡头发20分钟(头发须先用发乳洗去污垢),然后将浸泡头发的药液倒入泡足桶中泡足20分钟,每晚1次。20天为1个疗程。

功效:乌发润发。适用于防治头发早白、脱发。

方5 生地黄枇杷叶方

组成:生地黄60克,鲜枇杷叶60克(干品40克)。

用法:将上药同入锅中,加水2 000毫升,煎煮20分钟,去渣取汁,至水温40℃左右时清洗面部,然后将药液倒入泡足桶中,泡足30分钟,每晚1次。20天为1个疗程。

功效:清热凉血,清肺降火。主治肺热、血热引起的面部痤疮、皮疹及酒渣鼻。

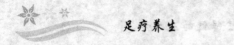

方6　三花方

组成:桃花 20 克,荷花 40 克,芙蓉花 30 克。

用法:将上药同入锅中,加水 2 000 毫升,煎煮 20 分钟,去渣取汁,至水温 40℃左右时清洗面部,然后将药液倒入泡足桶中,泡足 30 分钟,每晚 1 次。20 天为 1 个疗程。

功效:清热凉血,活血润肤。适用于防治面色无华,皮肤粗糙、干燥,面部色素沉着。

方7　二花方

组成:桃花 40 克,杏花 30 克,川芎 30 克。

用法:将上药同入锅中,加水 2 000 毫升,煎煮 30 分钟,去渣取汁,至水温 40℃左右时清洗面部,然后将药液倒入泡足桶中,泡足 30 分钟,每晚 1 次。20 天为 1 个疗程。

功效:清热凉血,活血润肤。适用于防治面色无华,皮肤粗糙、干燥,面部色素沉着。

2. 足部按摩

(1)按摩的反射区及穴位

反射区:基本反射区(肾、输尿管、膀胱、尿道、腹腔神经丛 5 个),大脑,前额,垂体,小脑,脑干,三叉神经,颞叶,甲状腺,甲状旁腺,肺,肾上腺,心,脾,肝,胆,胃肠道(胃、胰、十二指肠、小肠、盲肠、升结肠、横结肠、降结肠、乙状结肠和直肠、肛门),生殖腺,前列腺(子宫),面部,胸部淋巴结,胸,膈,上身淋巴结,下身淋巴结,下腹部等反射区。

穴位:涌泉、三阴交、足三里、太冲、丰隆等。

（2）按摩的程序与方法

①食指关节刮压基本反射区各1分钟左右。

②拇指指腹按揉大脑、前额、垂体、小脑、脑干、三叉神经、颞叶反射区各30次。

③食指关节按揉甲状旁腺、甲状腺反射区各30次。

④食指关节刮压肺、腹腔神经丛反射区各1分钟左右。

⑤食指关节点按肾上腺、心、脾、肝、胆反射区各30～50次。

⑥食指关节刮压胃肠道共3～5分钟。

⑦拇指指腹按揉生殖腺、前列腺（子宫）反射区各30～50次。

⑧拇指按揉面部5～7分钟;按揉胸部淋巴结,胸,膈,上、下身淋巴结,下腹部反射区各20～30次。

⑨拇指点按涌泉、足三里、太冲、三阴交、丰隆等穴各30～50次。

⑩重复刮压基本反射区各1～2分钟。

（十）健脑益智的足疗方法

中医学认为,足乃六经之根,足是第二心脏。中医所说"心"的功能,包括近代大脑的功能。中医学还认为,足与内脏有密切的关系,这些内容已在"基础知识"足与内脏的关系一节中详细论述。目前市售的各种泡足桶底部均安有凸起的按摩点,以便在采用健脑益智药物进行足部药浴的同时,

又能收到足底按摩的功效,所以有良好的健脑益智作用。

1. 足部药浴

方1 菖蒲地黄方

组成:石菖蒲 30 克,地黄 20 克,天冬 15 克,麦冬 15 克,杜仲 20 克,白茯苓 30 克,党参 15 克,丹参 30 克,防风 15 克,柏子仁 15 克,百部 20 克,远志 30 克,五味子 15 克,桂枝 10 克,山药 20 克。

用法:将以上 15 种药物同入锅中,加水适量,煎煮 2 次,每次 30 分钟,合并滤汁,倒入泡足桶中,泡足 30 分钟,每晚 1 次。20 天为 1 个疗程。

功效:健脑益智,安神通窍。主治记忆力减退,反应迟钝等症。

方2 远志五味子方

组成:远志 30 克,五味子 20 克,丹参 50 克,山药 40 克。

用法:将 4 种药物同入锅中,加水适量,煎煮 2 次,每次 30 分钟,合并滤汁,倒入泡足桶中,泡足 30 分钟,每晚 1 次。20 天为 1 个疗程。

功效:健脑益智,安神通窍。主治记忆力减退,反应迟钝等症。

方3 首乌熟地黄方

组成:制何首乌 40 克,熟地黄 30 克,刺五加 20 克,首乌藤 30 克。

用法：将以上 4 味药同入锅中，加水适量，煎煮 2 次，每次 30 分钟，合并滤汁，倒入泡足桶中，泡足 30 分钟，每晚 1 次。20 天为 1 个疗程。

功效：健脑益智，安神通窍。主治记忆力减退，反应迟钝等症。

2. 足部按摩

（1）按摩的反射区及穴位

反射区：基本反射区（肾、输尿管、膀胱、尿道、腹腔神经丛 5 个），大脑，前额，小脑，脑干，垂体，三叉神经，颞叶，颈项，心，脾，肝，胆，胃肠道（胃、胰、十二指肠、小肠、盲肠、升结肠、横结肠、降结肠、乙状结肠和直肠、肛门），生殖腺，脊椎（颈椎、胸椎、腰椎、骶骨、尾骨）等反射区。

穴位：绝骨（悬钟）、涌泉、太溪、三阴交、足三里等。

（2）按摩的程序与方法

①食指关节刮压基本反射区各 1～2 分钟，并重点按压肾反射区 2 分钟。

②拇指指腹按揉大脑反射区 5～7 分钟，按揉前额，小脑，脑干，垂体，三叉神经，颞叶，颈项反射区各 1 分钟。

③食指关节点按心、脾、肝、胆反射区各 30～50 次。

④食指关节刮压胃肠道反射区 2～3 分钟。

⑤拇指指腹按揉生殖腺反射区 1～2 分钟，推压脊椎反射区 2～3 分钟。

⑥拇指点按绝骨、涌泉、太溪、三阴交、足三里等穴各

30～50 次。

　　⑦重复刮压基本反射区各 1～2 分钟。

(十一)抗衰老的足疗方法

　　俗话说："树枯根先竭，人老足先衰。"古人认为，人有四根：鼻根、耳根、乳根、足跟，而足跟为四根之根本，为精气之根。在经络学说之中，双足是三阴之始，三阳之终。由于经络的传导作用，它可以分别与手三阴、手三阳经沟通，共同维持气血运行，维护内脏功能旺盛。足部药浴疗法结合熏蒸、足底按摩、磁疗等方法，可以调整血压，降低血液黏稠度，增强免疫功能，改善睡眠，有效改善老年人的生理功能，对抗多种老年病的困扰，从而达到对抗衰老的目的。

1. 足部药浴

方 1　菊花延龄方

　　组成：菊花 30 克，槐花 40 克，银杏叶 100 克，丹参 20 克。

　　用法：将上药同入锅中，加水适量，煎煮 2 次，每次 30 分钟，合并滤液，倒入泡足桶中，先熏蒸后泡足 30 分钟，每晚 1 次。20 天为 1 个疗程。

　　功效：平肝活血，软化血管，降低血脂，对抗衰老。适用于防治原发性高血压、冠状动脉粥样硬化性心脏病、高脂血症等多种老年病。

方2　海藻山楂方

组成:海藻 60 克,生山楂 50 克,杜仲 30 克,桑寄生 40 克。

用法:先将海藻用温水泡发,再与生山楂、杜仲、桑寄生一同入锅,加水适量,煎煮 2 次,每次 30 分钟,合并滤汁,倒入泡足桶中,先熏蒸后泡足 30 分钟,每晚 1 次。20 天为 1 个疗程。

功效:补益肝肾,降血压降血脂,延缓衰老。适用于防治原发性高血压、高脂血症、血液黏稠症等多种老年病。

方3　鹿角霜女贞子方

组成:鹿角霜 20 克,女贞子 50 克,墨旱莲 40 克,桑寄生 30 克,辣椒 20 克。

用法:将上药同入锅中,加水适量,煎煮 2 次,每次 30 分钟,合并滤液,倒入泡足桶中,先熏蒸后泡足 30 分钟,每晚 1 次。20 天为 1 个疗程。

功效:补肾壮阳,滋补肝肾,改善性功能,延缓衰老。适用于防治年老体弱、性功能减退及心脑血管疾病。

方4　菟丝子五味子方

组成:菟丝子 30 克,五味子 15 克,枸杞子 10 克,车前子 20 克,覆盆子 30 克,熟地黄 30 克。

用法:将上药同入锅中,加水适量,煎煮 2 次,每次 30 分钟,合并滤液,倒入泡足桶中,先熏蒸后泡足 30 分钟,每晚 1

次。20 天为 1 个疗程。

功效：补肾壮阳，滋补肝肾，改善性功能，延缓衰老。适用于防治年老体弱、性功能减退及心脑血管疾病。

2. 足部按摩

(1)按摩的反射区及穴位

反射区：一般需要全足按摩，并重点加强以下反射区的按摩。基本反射区(肾、输尿管、膀胱、尿道、腹腔神经丛 5 个)，大脑，小脑，脑干，垂体，眼，耳，甲状腺，甲状旁腺，肺，肾上腺，心，脾，肝，胆，胃肠道(胃、胰、十二指肠、小肠、盲肠、升结肠、横结肠、降结肠、乙状结肠、直肠、肛门)，生殖腺，脊椎(颈椎、胸椎、腰椎、骶骨、尾骨)，胸部淋巴结，胸，胸腺，上、下身淋巴结等反射区。

穴位：足三里、三阴交、涌泉、太溪、绝骨(悬钟)等。

(2)按摩的程序与方法

①做全足按摩即按摩双足 76 个反射区，每个反射区按摩 4～5 次。

②重点按摩以上所列抗衰老的反射区各 30～50 次。

③拇指点按足三里、三阴交、涌泉、太溪、绝骨等穴各 1 分钟。

(十二)减肥的足疗方法

当进食能量多于人体消耗能量，过剩的能量以脂肪的形式储积体内，使体重超过标准体重 20%时，或体重指数≥25

（国外男性以 27,女性以 25 为高限）时称为肥胖症。人体是否肥胖,可以用人的体重来衡量,人的体重又以身高来计算,因为高个子的人与矮个子的人体重差别很大,所以衡量是否肥胖的标准也就不同。

人的正常体重（也可称理想体重或标准体重）一般计算方法是身高（厘米）减 100,如身高为 178 厘米的人,其正常的体重为 78 千克左右。但男性、女性、儿童在计算体重的方法上又有所不同。

儿童正常体重（千克）＝8＋年龄×2

女性正常体重（千克）＝身高（厘米）－105

男性正常体重（千克）＝身高（厘米）－100

人的体重超过正常体重 20％属肥胖范畴,超过正常体重 20％～30％为轻度肥胖,超过正常体重 30％～40％为中度肥胖,超过正常体重 50％为重度肥胖。目前国际上通用"体重指数（BMI）"法判断是否为肥胖症。其方法是体重（千克）除以身高的平方（米²）。体重指数的正常范围为 18.5～25,体重指数的"最佳均值"（即"理想体重"）定为 21。亚洲成年人的体重指数正常值为 18.5～23,理想体重指数为 21。女性的体重指数大于 24,男性的体重指数大于 25,则为肥胖症。1 度肥胖症的体重指数为 25～29；2 度肥胖症的体重指数≥30。

临床上通常将肥胖症分为两大类,检查不出明确特殊原因者称单纯性肥胖症,即人们通常所说的肥胖症；继发性肥胖症则由各种疾病所引起。足部药浴与按摩对单纯性肥胖症,可调节内分泌功能,调节脂肪代谢,调节胃肠功能,减少脂肪吸收和堆积,有一定的减肥功效。

1. 足部药浴

方 1   荷叶泽泻方

组成:鲜荷叶 250 克(干品 150 克),泽泻 30 克,橘皮 20 克。

用法:将以上 3 味药切碎同入锅中,加水适量,煎煮 30 分钟,去渣取汁,与 3 000 毫升沸水同入泡足桶中,先熏蒸后泡足,每次 30 分钟,每晚 1 次。20 天为 1 个疗程。

功效:祛脂减肥。主治单纯性肥胖。

方 2   陈葫芦山楂方

组成:陈葫芦 100 克,生山楂 30 克,玉米须 60 克。

用法:将以上 3 味药切碎同入锅中,加水适量,煎煮 30 分钟,去渣取汁,与 3 000 毫升沸水同入泡足桶中,先熏蒸后泡足,每次 30 分钟,每晚 1 次。20 天为 1 个疗程。

功效:祛脂减肥。主治单纯性肥胖。

方 3   泽泻乌龙茶方

组成:泽泻 30 克,粗乌龙茶 10 克,决明子 30 克。

用法:将以上 3 味药切碎同入锅中,加水适量,煎煮 30 分钟,去渣取汁,与 3 000 毫升沸水同入泡足桶中,先熏蒸后泡足,每次 30 分钟,每晚 1 次。20 天为 1 个疗程。

功效:祛脂减肥。主治单纯性肥胖。

方 4　苍术莱菔子方

组成:苍术 30 克,莱菔子 40 克,陈皮 20 克。

用法:将以上 3 味药切碎同入锅中,加水适量,煎煮 30 分钟,去渣取汁,与 3 000 毫升沸水同入泡足桶中,先熏蒸后泡足,每次 30 分钟,每晚 1 次。20 天为 1 个疗程。

功效:祛脂减肥。主治单纯性肥胖。

方 5　生大黄绿茶方

组成:生大黄 15 克,粗绿茶 10 克,马齿苋 30 克。

用法:将以上 3 味药切碎同入锅中,加水适量,煎煮 30 分钟,去渣取汁,与 3 000 毫升沸水同入泡足桶中,先熏蒸后泡足,每次 30 分钟,每晚 1 次。20 天为 1 个疗程。

功效:祛脂减肥。主治单纯性肥胖。

2. 足部按摩

(1)按摩的反射区及穴位

反射区:基本反射区(肾、输尿管、膀胱、尿道、腹腔神经丛 5 个)、垂体、甲状腺、甲状旁腺、肾上腺、脾、肝、胆、胃肠道(胃、胰、十二指肠、小肠、盲肠、升结肠、横结肠、降结肠、乙状结肠和直肠、肛门)等反射区。

穴位:涌泉、内庭、下巨虚、三阴交、足三里、丰隆等。

(2)按摩的程序与方法

①用食指关节刮压基本反射区各 1~2 分钟。

②食指关节点按垂体反射区 30 次。

③拇指指腹推按甲状腺、甲状旁腺反射区各 3～5 分钟。

④食指关节点按肾上腺、脾、肝、胆反射区各 1～2 分钟。

⑤拇指关节刮压胃肠道反射区共 5～7 分钟。

⑥拇指点按涌泉、内庭、下巨虚、丰隆、三阴交、足三里等穴各 30 次。

⑦重复刮压 5 个基本反射区各 1～2 分钟。

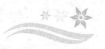

三、足疗防治内科病症

（一）足疗防治感冒

感冒有轻重之分，轻的一般称"伤风"，重的称"重伤风"或"时行感冒"，多因气候变化，寒暖失常，人体抵抗力减弱时，感染时邪病毒而得病。外邪之中以风为主，常兼寒、兼热伤人，从口鼻犯肺，外侵皮毛，出现肺卫表实的症候。本病包括现代医学的上呼吸道感染和流行性感冒。感冒的主要症状为头痛，四肢酸痛，鼻塞声重，喷嚏流涕，咳嗽咽痒或咽痛，重的有怕冷，发热，有汗或无汗。足部药浴及足部按摩对感冒有较好的疗效。先足部熏蒸和药浴，后足部按摩，则效果更佳。

1. 足部药浴

方1　鲜生姜方

组成：鲜生姜 100 克。

用法：将生姜压扁，与 3 000 毫升沸水一起入泡足桶，先熏足，后泡洗双足，每天熏泡 1～2 次，每次 40 分钟，每天 1 剂。3 天为 1 个疗程。

功效：辛温解表。主治风寒型感冒。症见恶寒重，发热

轻,鼻塞流涕,头痛无汗,周身酸痛,苔薄白等。

方2　生姜葱白方

组成:鲜生姜60克,葱白50克,白酒50毫升。

用法:将鲜生姜、葱白切碎,捣烂,与白酒及3 000毫升沸水一起放入泡足桶中,先熏蒸,后泡洗双足,每天熏泡1～2次,每次40分钟,每天1剂。3天为1个疗程。

功效:辛温解表。主治风寒型感冒。

方3　麻黄桂枝方

组成:生麻黄20克,桂枝30克,细辛10克。

用法:将以上3味药同入锅中加水适量,煎煮2次,每次20分钟,合并滤汁,与3 000毫升沸水同入泡足桶中,先熏蒸,后泡洗双足,每天熏泡1～2次,每次30分钟,每天1剂。3天为1个疗程。

功效:辛温解表。主治风寒型感冒。

方4　荆防贯众方

组成:荆芥30克,防风30克,贯众100克,白酒50毫升。

用法:将前3味药同入锅中加水适量,煎煮2次,每次20分钟,合并滤汁,与白酒及3 000毫升沸水同入泡足桶中,先熏蒸后泡洗双足,每天熏泡1～2次,每次30分钟,每天1剂。3天为1个疗程。

功效:辛温解表。主治风寒型感冒。

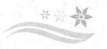

方5　风油精方

组成:风油精1小瓶。

用法:将风油精与3 000毫升沸水同入泡足桶中,先熏蒸,后泡洗双足,每天蒸泡1次,每次30分钟,每天1剂。3天为1个疗程。

功效:辛温解表。主治风寒型感冒。

方6　银翘薄荷方

组成:金银花30克,连翘50克,薄荷30克。

用法:将以上3味药入锅加水适量,煎煮20分钟,与3 000毫升沸水同入泡足桶中,先熏蒸,后泡洗双足,每天熏泡1~2次,每次30分钟,每天1剂。3天为1个疗程。

功效:辛凉解表,清热解毒。主治风热型感冒。症见发热重,恶寒轻,汗少,头胀痛,咽痛或红肿,咳嗽吐黄痰,口干,苔薄黄等。

方7　大青叶豆豉方

组成:大青叶50克,淡豆豉30克,薄荷30克,桔梗15克,甘草10克。

用法:将以上5味药入锅加水适量,煎煮20分钟,去渣取汁,与3 000毫升沸水同入泡足桶中,先熏蒸,后泡洗双足,每天熏泡1~2次,每次30分钟,每天1剂。3天为1个疗程。

功效：辛凉解表，清热解毒。主治风热型感冒。

方8　银花藤野菊花方

组成：银花藤60克，野菊花50克，白芷20克。

用法：将上药入锅加水适量，煎煮20分钟，合并滤液与3 000毫升沸水同入泡足桶中，先熏蒸，后泡洗双足，每天熏泡1～2次，每次30分钟，每天1剂。3天为1个疗程。

功效：辛凉解表，清热解毒。主治风热型感冒。

方9　板蓝根芦根方

组成：板蓝根30克，芦根60克，芫荽50克。

用法：将上药入锅加水适量，煎煮20分钟，合并滤液与3 000毫升沸水同入泡足桶中，先熏蒸，后泡洗双足，每天熏泡1～2次，每次30分钟，每天1剂。3天为1个疗程。

功效：辛凉解表，清热解毒。主治风热型感冒。

方10　藿香佩兰方

组成：藿香50克，佩兰50克，豆卷60克，薄荷30克。

用法：将上药入锅加水适量，煎煮20分钟，去渣取汁，与3 000毫升沸水同入泡足桶中，先熏蒸，后泡洗双足，每天熏泡1～2次，每次30分钟，每天1剂。3天为1个疗程。

功效：解表清热，消暑化湿。主治夏季暑湿感冒。症见发热恶风，头重头痛，胸闷脘痞，恶心食少，大便或稀，舌苔腻等。

方 11　荷叶玉米须方

组成:荷叶末 100 克,玉米须 80 克,冬瓜皮 60 克,香薷 10 克。

用法:将上药入锅加水适量,煎煮 20 分钟,去渣取汁,与 3 000 毫升沸水同入泡足桶中,先熏蒸,后泡洗双足,每天熏泡 1~2 次,每次 30 分钟,每天 1 剂。3 天为 1 个疗程。

功效:解表清热,消暑化湿。主治夏季暑湿感冒。症见发热恶风,头重头痛,胸闷脘痞,恶心食少,大便或稀,舌苔腻等。

2. 足部按摩

(1)按摩的反射区及穴位

反射区:基本反射区(肾、输尿管、膀胱、尿道、腹腔神经丛 5 个),大脑,前额,鼻,三叉神经,头颈淋巴结,支气管,肺,胸部淋巴结,咽喉,气管,脊椎(颈椎、胸椎、腰椎、骶骨、尾骨),扁桃体,上身淋巴结,下身淋巴结,脾,甲状旁腺等反射区。

穴位:解溪、太冲、足三里、丰隆、申脉、公孙、隐白、厉兑、八风等。

(2)按摩程序与方法

①用食指关节刮压基本反射区各 1~2 分钟。

②用拇指推压或按揉前额、大脑、鼻、三叉神经等反射区各 30 次。

③对伴有头痛者,可根据头痛的部位选择反射区,如前额头痛,加强按揉前额反射区;偏头痛者,加强按揉三叉神经

反射区;全头痛者,加强按揉大脑反射区;若伴有鼻塞流涕者,加强推压鼻反射区。

④伴有发热者加强按揉脾,头颈淋巴结,胸部淋巴结,上、下身淋巴结,扁桃体,前额等反射区。

⑤拇指按揉咽喉、气管、甲状旁腺等反射区各50次,并用食指关节刮压肺、支气管反射区各50次。

⑥推压脊椎反射区1～2分钟。

⑦拇指点按解溪、太冲、足三里、丰隆、申脉、隐白、厉兑、八风穴各30次。

⑧重复刮压5个基本反射区各1～2分钟。

(二)足疗防治头痛

头痛是常见的临床症状,可因头部疾病,如颅内病变、五官疾病,或急性感染、心血管系统疾病、精神神经系统疾病所引起。中医学认为,外感六淫,上扰清空;情志刺激,肝阳偏亢,或气血阴精不足,不能上荣于脑,或跌仆损伤,瘀血阻滞等,皆能发生头痛。足部药浴与足部按摩对高血压病头痛、血管神经性头痛、偏头痛、感冒头痛和一些原因不明的内伤杂病中以头痛为主症者有一定疗效。对急性感染、颅内疾病、五官疾病、肿瘤等疾病引起的头痛须另行诊治。

1. 足部药浴

方1　川芎茶调方

组成:川芎30克,白芷20克,羌活30克,防风30克,薄

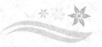

荷 20 克,细辛 15 克,绿茶 5 克。

用法:将 7 味药入锅加水适量,煎煮 20 分钟,去渣取汁,与 3 000 毫升沸水同入泡足桶中,先熏蒸,后泡洗双足,每晚熏泡 1 次,每次 40 分钟。4 天为 1 个疗程。

功效:祛风散寒止痛。主治风寒头痛。症见头部抽引疼痛,或拘急收紧,痛处不定,或见偏头痛,遇风受凉易发,得温可减轻,苔白滑等。

方 2　羌活白芷方

组成:羌活 40 克,白芷 30 克,川芎 30 克,防风 20 克,藁本 30 克。

用法:将以上 5 味药入锅加水适量,煎煮 20 分钟,去渣取汁,与 3 000 毫升沸水同入泡足桶中,先熏蒸,后泡洗双足,每晚熏泡 1 次,每次 40 分钟。4 天为 1 个疗程。

功效:祛风散寒止痛。主治风寒头痛。

方 3　川草乌细辛方

组成:制川乌 30 克,制草乌 20 克,白僵蚕 30 克,细辛 15 克,白酒 30 毫升。

用法:将前 4 味药入锅加水适量,煎煮 30 分钟,去渣取汁,与白酒及 3 000 毫升沸水同入泡足桶中,先熏蒸,后泡洗双足,每晚熏泡 1 次,每次 40 分钟。4 天为 1 个疗程。

功效:祛风散寒止痛。主治风寒头痛。

方4 桑菊川芎方

组成:桑叶150克,野菊花60克,川芎50克,蔓荆子40克。

用法:将以上4味药入锅加水适量,煎煮20分钟,去渣取汁,与3000毫升沸水同入泡足桶中,先熏蒸,后泡洗双足,每晚熏泡1次,每次40分钟。4天为1个疗程。

功效:清散风火,通络止痛。主治风火头痛。症见头额胀痛如裂,剧则筋脉跃起,搏动跳痛,受热加重,目赤心烦,口渴喜饮,苔黄等。

方5 天麻川芎冰片方

组成:天麻15克,川芎30克,栀子20克,冰片5克。

用法:将前3味入锅加水适量,煎煮20分钟,去渣取汁,与3000毫升沸水同入泡足桶中,再加入碾碎的冰片粉,搅匀即成,先熏蒸,后泡洗双足,每晚熏泡1次,每次40分钟。4天为1个疗程。

功效:清散风火,通络止痛。主治风火头痛。

方6 归芎白芷方

组成:当归60克,首乌藤100克,川芎30克,白芷20克。

用法:将上药入锅加水适量,煎煮20分钟,去渣取汁,与3000毫升沸水同入泡足桶中,先熏蒸,后泡洗双足,每晚熏泡1次,每次40分钟。4天为1个疗程。

功效:益气养血,通络止痛。主治气血不足型头痛。症见头部绵绵空痛,疲劳则痛甚,头昏,两目干涩,面色萎黄,心慌,舌质淡,苔薄等。

方7 枸杞叶菊花方

组成:枸杞叶 200 克,菊花(后下)30 克,天麻 20 克,钩藤(后下)20 克。

用法:将上药入锅加水适量,煎煮 20 分钟,去渣取汁,与 3 000 毫升沸水同入泡足桶中,先熏蒸后泡洗双足,每晚熏泡 1 次,每次 40 分钟。4 天为 1 个疗程。

功效:滋养肝肾,平肝止痛。主治阴虚阳亢型头痛。症见头部昏晕疼痛,时轻时重,烦怒时疼痛厉害,目花,视物模糊,耳鸣,痛处多在巅顶或移动不定,口干,舌质红等。

2. 足部按摩

(1)按摩的反射区及穴位

反射区:基本反射区(肾、输尿管、膀胱、尿道、腹腔神经丛 5 个)前额,大脑,垂体,小脑,脑干,三叉神经,头颈淋巴结,肝,胆,胃,胰,十二指肠,小肠,颈项,颈椎,胸部淋巴结,上、下身淋巴结等反射区。

穴位:涌泉、足窍阴、至阴、太冲、足三里等。

(2)按摩的程序与方法

①食指关节刮压基本反射区各 1~2 分钟。

②拇指按揉前额、大脑、垂体、小脑、脑干、三叉神经、头颈淋巴结反射区各 1 分钟。

③拇指按揉颈项、颈椎反射区各 30 次。

④拇指按揉胸部淋巴结,上、下身淋巴结反射区各 1 分钟。

⑤前头痛者,应加强按揉前额、胃、胰、十二指肠、小肠等反射区和足三里穴;偏头痛、三叉神经痛者,重点加强按揉三叉神经反射区和足窍阴、太冲穴;头顶痛者,应重点按揉前额、肝、胆、胸部淋巴结等反射区和太冲穴;后头痛者,应重点按揉小脑、脑干、颈项、颈椎等反射区和至阴穴;全头痛者,应重点按揉肾、大脑、前额等反射区和涌泉穴。

⑥重复刮压基本反射区各 1~2 分钟。

(三)足疗防治眩晕

眩是眼花,晕是头晕,它是一种常见病症,可见于高血压、动脉硬化、贫血、神经官能症,内耳迷路病及脑部肿瘤等疾病。足部药浴与按摩治疗眩晕具有一定疗效,但患者应配合医生查明原因,积极治疗原发病,足部药浴与按摩可作为综合治疗中的一个辅助方法。临床治疗表明,内耳性眩晕、晕动病、基底动脉供血不足和全身疾病引起的眩晕,运用足部药浴与按摩有较好疗效。

1. 足部药浴

方 1　当归川芎方

组成:当归 20 克,川芎 15 克,首乌藤 50 克

用法:将以上 3 味药入锅,加水适量,煎煮 30 分钟,去渣取汁,与 3 000 毫升沸水同入泡足桶中,先熏蒸,后泡双足,每晚熏泡 1 次,每次 30~40 分钟,7 天为 1 个疗程。

功效:补益气血,宁心安神。主治气血不足眩晕。症见头晕目花,突然坐起时眩晕加重,平卧或低头时眩晕减轻,心慌失眠,面色苍白或萎黄,神疲乏力,舌淡苔黄,脉细软。

方2　熟地黄党参方

组成:熟地黄30克,党参20克,川芎15克,柏子仁10克。

用法:将以上4味药入锅,加水适量,煎煮40分钟,去渣取汁,与3 000毫升沸水同入泡足桶中,先熏蒸,后泡双足,每晚熏泡1次,每次30～40分钟。7天为1个疗程。

功效:补益气血,宁心安神。主治气血不足眩晕。

方3　女贞子墨旱莲方

组成:女贞子50克,墨旱莲60克,桉叶20克。

用法:将以上3味药入锅,加水适量,煎煮30分钟,去渣取汁,与3 000毫升沸水同入泡足桶中,先熏蒸,后泡双足,每晚熏泡1次,每次30～40分钟。7天为1个疗程。

功效:滋养肝肾。主治肝肾亏损眩晕。症见眩晕脑空,午后入晚加重,烦劳思虑则剧,精神萎靡,记忆力减退,腰酸,膝软,遗精,耳鸣,五心烦热,睡眠不安,形体消瘦,苔少或质红,脉细弦。

方4　地黄首乌山药方

组成:熟地黄20克,制何首乌30克,怀山药20克,醋50

足疗养生

毫升。

用法:将前3味药入锅,加水适量,煎煮30分钟,去渣取汁,与醋及3 000毫升沸水同入泡足桶中,先熏蒸,后泡双足,每晚熏泡1次,每次30~40分钟。7天为1个疗程。

功效:补益气血,补肾养胃。主治气血不足之四肢乏力,头目眩晕,耳鸣。

方5　桑叶钩藤方

组成:桑叶50克,钩藤(后下)30克,川芎15克。

用法:将以上3味药入锅,加水适量,煎煮30分钟,去渣取汁,与3 000毫升沸水同入泡足桶中,先熏蒸,后泡双足,每晚熏泡1次,每次30~40分钟。7天为1个疗程。

功效:平肝熄风,活血定眩。主治风阳上亢型眩晕。症见眩晕耳鸣,头部胀痛或抽掣痛,性情急躁,常因恼怒而眩晕头痛加重,烦热面赤,睡眠多梦,四肢麻木,口苦,舌苔黄,舌质红,脉弦数。

方6　小蓟根方

组成:新鲜小蓟根200克(干品100克),冰片2克。

用法:将新鲜小蓟根洗净、切片,入锅加水适量,煎煮30分钟,去渣取汁,调入研成粉末的冰片,与3 000毫升沸水同入泡足桶中,先熏蒸,后泡足,每晚熏泡1次,每次30~40分钟。7天为1个疗程。

功效:平肝熄风,活血定眩。主治风阳上亢型眩晕。症见眩晕耳鸣,头部胀痛或抽掣痛,性情急躁,常因恼怒而眩晕头痛加重,烦热面赤,睡眠多梦,四肢麻木,口苦,舌苔黄,舌质红,脉弦数。

方 7　半夏天麻方

组成:制半夏 20 克,天麻 15 克,橘皮 30 克。

用法:将以上 3 味药入锅,加水适量,煎煮 30 分钟,去渣取汁,与 3 000 毫升沸水同入泡足桶中,先熏蒸,后泡双足,每晚熏泡 1 次,每次 30～40 分钟。7 天为 1 个疗程。

功效:化痰和胃定眩。主治痰湿眩晕。症见眩晕阵发性发作,头痛如蒙,视物旋转,活动后加重,恶心呕吐,痰涎,胸闷脘痞,嗜睡食少,苔白腻,脉弦滑。对内耳性眩晕尤为适宜。

方 8　泽泻白术方

组成:泽泻 40 克,白术 20 克,怀牛膝 15 克。

用法:将以上 3 味药入锅,加水适量,煎煮 30 分钟,去渣取汁,与 3 000 毫升沸水同入泡足桶中,先熏蒸,后泡双足,每晚熏泡 1 次,每次 30～40 分钟。7 天为 1 个疗程。

功效:化痰利水定眩。主治痰湿眩晕。症见眩晕阵发性发作,头痛如蒙,视物旋转,活动后加重,恶心呕吐,痰涎,胸闷脘痞,嗜睡食少,苔白腻,脉弦滑。对内耳性眩晕尤为适宜。

2. 足部按摩

(1)按摩的反射区及穴位

反射区:基本反射区(肾、输尿管、膀胱、尿道、腹腔神经

丛 5 个），垂体，大脑，小脑，脑干，耳，眼，颈项，肺，甲状腺，肾上腺，肝，胆，心，脾，内耳迷路，血压点等反射区。

穴位：涌泉、行间、太冲、解溪、丰隆、足三里等。

（2）按摩的程序与方法

①食指关节点按肾上腺反射区 30 次，食指刮压基本反射区各 1～2 分钟。

②拇指推按揉或推压前额、大脑、垂体、小脑、脑干、三叉神经、眼、耳、颈项、颈椎、甲状腺反射区各 30～50 次。

③食指关节点按肝、胆、心、脾等反射区各 30～50 次。

④四指抓按胸部淋巴结、内耳迷路等反射区各 1～2 分钟。

⑤若是血压异常引起，则按揉血压点反射区 3～5 分钟。

若是颈项病引起，则应按揉颈椎反射区 3～5 分钟。

若是耳源性眩晕则应加强按揉耳、内耳（迷路）反射区各 3～5 分钟。

⑥点按涌泉、行间、太冲、解溪、太溪、丰隆、足三里等穴各 30～50 次。

⑦重复刮压 5 个基本反射区各 1～2 分钟。

（四）足疗防治咳嗽

咳嗽是机体对侵入气道之病邪的保护性反应。古人以有声无痰称咳，有痰无声称嗽。临床上两者常并见，所以通称为咳嗽。本症常见于西医的急慢性支气管炎、支气管扩张、感冒、肺炎等疾病。中医学认为，本症多为外邪侵袭，肺气失宣所致,也可由于脏腑功能失调,累及肺脏,肺气失其肃降而发生。由外感受邪引起的咳嗽,称外感咳嗽,一般起病多较急,病程较短,常伴有畏寒、发热、头痛等症,治以宣肺祛邪为法。由脏腑功能失调引起的咳嗽,称为内伤咳嗽,一般起病较慢,往往有较长的咳嗽病史和其他脏腑失调的症候,当以调理脏腑为主。外感咳嗽失治或治之不当,日久不愈,耗伤肺气,易发展为内伤咳嗽。内伤咳嗽,脏腑受损,气血亏虚,常因气候变化或寒冷季节而易感外邪,可使咳嗽复发或加剧。足部药浴及足部按摩对咳嗽有一定疗效。

1. 足部药浴

方1 麻黄半夏方

组成:麻黄 20 克,姜半夏 20 克,细辛 15 克,冰片 3 克。

用法:先将前 3 味药入锅加水适量,煎煮 20 分钟,去渣取汁,与 3 000 毫升沸水同入泡足桶中,再加入碾碎的冰片粉,搅匀即成,先熏足,后温洗双足,每天熏泡 1 次,每次 40 分钟。5 天为 1 个疗程。

功效:疏风散寒,化痰止咳。主治风寒咳嗽。症见急性支气管炎早期,咽痒咳嗽,咳痰稀白或黏,并有鼻塞、流涕,或有恶寒、发热、头痛、四肢酸痛,舌苔薄白等。

方2 胡椒杏仁方

组成:胡椒 30 克,苦杏仁 30 克,百部 30 克,桔梗 20 克。

用法:将以上 4 味药入锅加水适量,煎煮 20 分钟,去渣

足疗养生

取汁,与 3 000 毫升沸水同入泡足桶中,先熏蒸,后泡洗双足,每天熏泡 1 次,每次 40 分钟。5 天为 1 个疗程。

功效:疏风散寒,化痰止咳。主治风寒咳嗽。

方 3 麻黄金沸草桔梗方

组成:麻黄 20 克,金沸草 30 克,桔梗 30 克,艾叶 20 克。

用法:将以上 4 味药入锅加水适量,煎煮 20 分钟,去渣取汁,与 3 000 毫升沸水同入泡足桶中,先熏蒸,后泡洗双足,每天熏泡 1 次,每次 40 分钟。5 天为 1 个疗程。

功效:疏风散寒,化痰止咳。主治风寒咳嗽。

方 4 大葱薤白方

组成:大葱段 200 克,薤白 50 克,桔梗 15 克,杏仁 20克。

用法:将以上 4 味药入锅加水适量,煎煮 20 分钟,去渣取汁,与 3 000 毫升沸水同入泡足桶中,先熏蒸,后泡洗双足,每天熏泡 1 次,每次 40 分钟。5 天为 1 个疗程。

功效:疏风散寒,化痰止咳。主治风寒咳嗽。

方 5 鱼腥草杏仁方

组成:鱼腥草 50 克,杏仁 30 克。

用法:将以上 2 味药入锅加水适量,煎煮 20 分钟,去渣取汁,与 3 000 毫升沸水同入泡足桶中,先熏足,后温洗双足,每天熏泡 1 次,每次 40 分钟。5 天为 1 个疗程。

功效:疏风清热,化痰止咳。主治风热咳嗽。症见急性支气管炎及慢性支气管炎继发感染,咳嗽不爽,咳痰黄稠或白黏,口干咽痛,或有发热,头痛恶风,舌苔薄黄等。

方6　金荞麦桔梗方

组成:金荞麦 60 克,桔梗 30 克,薄荷 20 克。

用法:将以上 3 味药入锅加水适量,煎煮 20 分钟,去渣取汁,与 3 000 毫升沸水同入泡足桶中,先熏蒸,后泡洗双足,每天熏泡 1 次,每次 40 分钟。5 天为 1 个疗程。

功效:疏风清热,化痰止咳。主治风热咳嗽。

方7　桑菊前胡方

组成:桑叶 1 000 克,菊花(后下)50 克,连翘 50 克,牛蒡子 50 克,前胡 40 克。

用法:将上药入锅加水适量,煎煮 20 分钟,去渣取汁,与 3 000 毫升沸水同入泡足桶中,先熏蒸,后泡洗双足,每天熏泡 1 次,每次 40 分钟。5 天为 1 个疗程。

功效:疏风清热,化痰止咳。主治风热咳嗽。

方8　牵牛子橘皮方

组成:牵牛子 50 克,橘皮 60 克,佛耳草 60 克,白芥子 30 克。

用法:将以上 4 味药入锅加水适量,煎煮 20 分钟,去渣取汁,与 3 000 毫升沸水同入泡足桶中,先熏蒸,后泡洗双

足疗养生

足,每天熏泡 1 次,每次 40 分钟。5 天为 1 个疗程。

功效:燥湿化痰,祛湿止咳。主治痰湿咳嗽。症见慢性支气管炎咳嗽反复发作,遇寒更重,痰多易出,色白质黏或稠厚成块,早晚咳甚,胸脘痞闷,食欲不振,舌苔白腻等。

方 9　麻黄干姜细辛方

组成:麻黄 20 克,桂枝 30 克,干姜 30 克,细辛 15 克,姜半夏 30 克,甘草 10 克。

用法:将以上 6 味药入锅加水适量,煎煮 20 分钟,去渣取汁,与 3 000 毫升沸水同入泡足桶中,先熏蒸,后泡洗双足,每天熏泡 1 次,每次 40 分钟。5 天为 1 个疗程。

功效:温肺化痰止咳。主治寒饮咳嗽。症见慢性喘息性或阻塞性支气管炎,或并发阻塞性肺气肿者,咳嗽反复发作,长期不愈,天气寒冷时加重,痰多白沫或白黏,气喘气短,喉间有痰鸣声,活动后或夜间更明显,甚至不能平卧,怕冷,苔白滑等。

2. 足部按摩

(1)按摩的反射区及穴位

反射区:基本反射区(肾、输尿管、膀胱、尿道、腹腔神经丛 5 个),大脑,前额,小脑,脑干,垂体,三叉神经,颈项,血压点,甲状腺,甲状旁腺,舌,口腔,肺,心,脾,肝胆,胃肠道(胃、胰、十二指肠、小肠、盲肠、升结肠、横结肠、降结肠、乙状结肠和直肠、肛门),各淋巴结,生殖腺,肩,肘,上肢,肩胛部,膝,髋关节,臀部,脊柱等反射区。

穴位：足三里、三阴交、解溪、涌泉、太溪、太冲、阳陵泉、阴陵泉、申脉、照海、悬钟等。

（2）按摩的程序与方法

①食指刮压基本反射区各1分钟。

②食指关节刮压或按揉前额、大脑、垂体、小脑、脑干、三叉神经、颞部、颈项、血压点、舌、口腔、甲状腺、甲状旁腺等反射区各30～50次。

③根据病变部位重点按摩相应病变反射区，如病变在左侧额叶则重点按摩右脚的前额反射区；如病变在右侧颞叶，则重点按揉左脚的三叉神经，颞叶反射区等。

④食指关节刮压或按揉心、肺、脾、肝、胆、胃肠道、各淋巴结（头颈淋巴结、胸部淋巴结、上下身淋巴结）、生殖腺、腹股沟等反射区各30～50次。

⑤拇指推压或点按上肢、肩、肘、肩胛部、膝、髋关节、臀部、脊椎等反射区各30～50次。

⑥拇指按揉足三里、三阴交、解溪、涌泉、太溪、太冲、阴陵泉、阳陵泉、申脉、照海、悬钟穴各30～50次。

⑦重复刮压5个基本反射区各1分钟。

（五）足疗防治哮喘

哮喘包括支气管哮喘等呼吸道过敏性疾病。患者发病的特点为既往有哮喘反复发作史或过敏史，发病大多在夜间。发作时突感胸闷，继而出现呼气性呼吸困难，喉间痰鸣，痰难咳出，不能平卧。发作将止时，咳吐白色泡沫痰液。本

病主要病理因素为"痰",内伏之痰在肺,因外感风寒、饮食、情志或劳累过度而诱发,其中与气候变化最为密切。泡足疗法及足部按摩对本病有一定疗效。

1. 足部药浴

方 1　麻黄五味子杏仁方

组成:麻黄 30 克,桂枝 40 克,五味子 30 克,杏仁 40 克。

用法:将以上 4 味药入锅加水适量,煎煮 20 分钟,去渣取汁,与 3 000 毫升沸水同入泡足桶中,先熏蒸,后泡洗双足,每天熏泡 1 次,每次 40 分钟。7 天为 1 个疗程。

功效:温肺散寒,止咳定喘。主治寒痰所致的哮喘。症见胸膈气闷如塞,喉中痰鸣,痰稀白,量少不爽,口不渴,或渴喜热饮,怕冷,舌苔白滑等。

方 2　白芥子方

组成:白芥子 30 克,莱菔子 60 克,紫苏子 30 克。

用法:将上药入锅加水适量,煎煮 20 分钟,去渣取汁,与 3 000 毫升沸水同入泡足桶中,先熏蒸,后泡洗双足,每天熏泡 1 次,每次 40 分钟。7 天为 1 个疗程。

功效:温肺散寒,止咳定喘。主治寒痰所致的哮喘。

方 3　桂麻细辛方

组成:桂枝 30 克,麻黄 20 克,细辛 15 克,紫苏子 20 克,生姜 30 克。

用法:将上药入锅加水适量,煎煮 20 分钟,去渣取汁,与 3 000 毫升沸水同入泡足桶中,先熏蒸,后泡洗双足,每天熏泡 1 次,每次 40 分钟。7 天为 1 个疗程。

功效:温肺散寒,止咳定喘。主治寒痰所致的哮喘。

方 4 附子苏子方

组成:附子 20 克,紫苏子 30 克,葶苈子 20 克,白芥子 15 克,厚朴 10 克。

用法:将上药入锅加水适量,煎煮 20 分钟,去渣取汁,与 3 000 毫升沸水同入泡足桶中,先熏蒸,后泡洗双足,每天熏泡 1 次,每次 40 分钟。7 天为 1 个疗程。

功效:温肺散寒,止咳定喘。主治寒痰所致的哮喘。

方 5 桑白皮杏仁方

组成:桑白皮 100 克,苦杏仁 30 克,射干 20 克。

用法:将以上 3 味药入锅加水适量,煎煮 20 分钟,去渣取汁,与 3 000 毫升沸水同入泡足桶中,先熏蒸,后泡洗双足,每天熏泡 1 次,每次 40 分钟。7 天为 1 个疗程。

功效:清热宣肺,平喘化痰。主治热痰所致的哮喘。症见胸膈烦闷,气粗痰稠,咳吐黄色或白色稠黏痰,面红,自汗,口渴喜热饮,或有发热,舌边红苔黄腻等。

方 6 蒲公英二草方

组成:蒲公英 100 克,鱼腥草 60 克,车前草 50 克,紫苏

子 30 克,地龙 20 克。

用法:将 5 味药入锅加水适量,煎煮 20 分钟,去渣取汁,与 3 000 毫升沸水同入泡足桶中,先熏蒸,后泡洗双足,每天熏泡 1 次,每次 40 分钟。7 天为 1 个疗程。

功效:清热宣肺,平喘化痰。主治热痰所致的哮喘。

方 7 石膏桑白皮方

组成:生石膏 100 克,桑白皮 80 克,黄芩 20 克,地龙 30 克。

用法:先将生石膏打碎,入锅加水适量,煎煮 30 分钟,再将其他 3 味中药入锅,再煎煮 30 分钟,去渣取汁,倒入泡足桶中,先熏蒸,后泡洗双足,每天熏泡 1 次,每次 40 分钟。7天为 1 个疗程。

功效:清热宣肺,平喘化痰。主治热痰所致的哮喘。

方 8 银花藤桑白皮方

组成:银花藤 80 克,桑白皮 100 克,麻黄 20 克。

用法:将以上 3 味药入锅加水适量,煎煮 20 分钟,去渣取汁,与 3 000 毫升沸水同入泡足桶中,先熏蒸,后温洗双足,每天熏泡 1 次,每次 40 分钟。7 天为 1 个疗程。

功效:清热宣肺,平喘化痰。主治热痰所致的哮喘。

2. 足部按摩

(1)按摩的反射区及穴位

反射区:基本反射区(肾、输尿管、膀胱、尿道、腹腔神经

丛 5 个),大脑,小脑,脑干,肺,支气管,咽喉,食管,气管,甲状腺,甲状旁腺,心,脾,胸,上身淋巴结,下身淋巴结,扁桃体,膈,化痰点,胃,胰,十二指肠,大肠(包括盲肠、升结肠、横结肠、降结肠、乙状结肠和直肠、肛门)等反射区。

穴位:太溪、涌泉、解溪、足三里、三阴交、丰隆、太冲、行间等。

(2)按摩的程序与方法

①食指关节刮压基本反射区各 1～2 分钟。

②食指关节点按肾上腺反射区 1 分钟。

③食指关节点按或拇指推压大脑、垂体、小脑、脑干、甲状旁腺、甲状腺、心、脾等反射区各 30 次左右。

④食指关节刮压食管、气管、肺、支气管、胸部淋巴结反射区各 3～5 分钟。

⑤食指关节刮压胃、胰、十二指肠反射区各 30～50 次,大肠反射区 3～5 分钟。

⑥拇指按揉各淋巴结、咽喉、膈、胸等反射区各 30 次。

⑦拇指按揉太溪、涌泉、解溪、足三里、三阴交、丰隆、太冲、行间等穴。

⑧重复按压 5 个基本反射区各 1～2 分钟。

(六)足疗防治胃痛

胃痛又称胃脘痛。此病以上腹部疼痛为主症,常常兼有恶心呕吐,泛酸嗳气,食少腹胀等症状。本病可见于西医急慢性胃炎、胃及十二指肠溃疡、胃肠神经官能症等疾病。胃

足疗养生

痛多为外受寒邪,病邪犯胃;或肝气郁结,横逆犯胃;或脾胃虚弱,中焦虚寒所致。治疗以理气止痛为原则,足部药浴后再进行足部按摩对胃痛有一定疗效。

1. 足部药浴

方 1　干姜吴萸艾叶方

组成:干姜 50 克,吴茱萸 30 克,艾叶 60 克。

用法:将以上 3 味药入锅加水适量,煎煮 20 分钟,去渣取汁,与 3 000 毫升沸水同入泡足桶中,先熏蒸,后泡洗双足,每天熏泡 1 次,每次 40 分钟。7 天为 1 个疗程。

功效:温胃散寒止痛。主治寒性胃痛。症见胃脘冷痛,遇热痛减,受冷后加重,苔薄等。

方 2　高良姜桂枝陈皮方

组成:高良姜 30 克,桂枝 40 克,陈皮 50 克。

用法:将以上 3 味药入锅加水适量,煎煮 20 分钟,去渣取汁,与 3 000 毫升沸水同入泡足桶中,先熏蒸,后泡洗双足,每天熏泡 1 次,每次 40 分钟。7 天为 1 个疗程。

功效:温胃散寒止痛。主治寒性胃痛。

方 3　桂枝花椒方

组成:桂枝 50 克,花椒 20 克,艾叶 60 克。

用法:将以上 3 味药入锅加水适量,煎煮 30 分钟,去渣取汁,与沸水同入泡足桶中,先熏后泡,每天 1 次,每次 30 分钟。7 天为 1 个疗程。

功效:温胃散寒止痛。主治寒性胃痛。

方 4　附片干姜方

组成:制附片 20 克,干姜 50 克,木香 30 克。

用法:将以上 3 味药入锅加水适量,煎煮 30 分钟,去渣取汁,与沸水同入泡足桶中,先熏后泡,每天 1 次,每次 30 分钟。7 天为 1 个疗程。

功效:温胃散寒止痛。主治寒性胃痛。

方 5　香附橘皮方

组成:香附 30 克,橘皮 60 克,青皮 60 克,木香 30 克。

用法:将以上 4 味药入锅加水适量,煎煮 30 分钟,去渣取汁,与沸水同入泡足桶中,先熏后泡,每天 1 次,每次 30 分钟。7 天为 1 个疗程。

功效:疏肝理气,和胃止痛。主治肝气犯胃型胃痛。症见胃脘胀痛,走窜不定,嗳气或矢气后胃痛减轻,恼怒忧虑发作或加重等。

方 6　柴胡枳壳郁金方

组成:柴胡 20 克,枳壳 30 克,郁金 40 克,甘草 10 克。

用法:将以上 4 味药入锅加水适量,煎煮 30 分钟,去渣取汁,与沸水同入泡足桶中,先熏后泡,每天 1 次,每次 30 分钟。7 天为 1 个疗程。

足疗养生

功效:疏肝理气,和胃止痛。主治肝气犯胃型胃痛。

方7 蒲公英青皮方

组成:蒲公英100克,生大黄(后下)10克,青皮30克,醋30毫升。

用法:将3味药入锅加水适量,煎煮30分钟,去渣取汁,与沸水及醋同入泡足桶中,先熏后泡,每天1次,每次30分钟。7天为1个疗程。

功效:清热泻火,行气止痛。主治胃热型胃痛。症见胃脘灼热疼痛,得凉稍缓,喜进凉食,口干口苦,苔黄腻等。

方8 蛇舌草徐长卿方

组成:白花蛇舌草60克,徐长卿30克,川芎20克。

用法:将以上3味药入锅加水适量,煎煮30分钟,去渣取汁,与沸水同入泡足桶中,先熏后泡,每天1次,每次30分钟。7天为1个疗程。

功效:清热泻火,行气止痛。主治胃热型胃痛。

方9 穿心莲青木香方

组成:穿心莲30克,青木香20克,广木香15克,白芍20克,醋20毫升。

用法:将4味药入锅加水适量,煎煮30分钟,去渣取汁,与沸水及醋同入泡足桶中,先熏后泡,每天1次,每次30分钟。7天为1个疗程。

功效:清热泻火,行气止痛。主治胃热型胃痛。

2. 足部按摩

(1)按摩的反射区及穴位

反射区:基本反射区(肾、输尿管、膀胱、尿道、腹腔神经丛 5 个),食管,甲状腺,甲状旁腺,胃,胰,十二指肠,小肠,脾,肝,胆,大肠(包括盲肠、升结肠、横结肠、降结肠、乙状结肠和直肠、肛门),上身淋巴结,下身淋巴结等反射区。

穴位:上巨虚、足三里、三阴交等。

(2)按摩的程序与方法

①食指关节刮压基本反射区各 30 次。

②重点用拇指指腹按揉胃反射区 5~7 分钟;拇指推压食管、胰、十二指肠及用食指关节刮压大肠等反射区各 1 分钟。

③食指关节点按肝、胆、脾、甲状旁腺、上下身淋巴结等反射区各 30~50 次。

④拇指按揉上巨虚、足三里、三阴交等穴各 50 次,并捏揉第二趾趾腹 1~2 分钟。

⑤重复刮压基本反射区各 1~2 分钟。

(七)足疗防治胃下垂

胃下垂是指站立位时胃的下缘触及盆腔,胃小弯弧线最低点降到髂嵴连线以下的疾病。临床症状及 X 线钡餐造影检查是确诊本病的最主要依据。轻度胃下垂者多无症状,下

垂明显者可伴有与胃肠动力及分泌功能较低相关的症状,多数患者上腹部不适、隐痛等,常于餐后、站立过久及劳累后症状加重。多因饮食不节、七情内伤、劳倦过度导致形体消瘦,加上脾胃失和,食量减少,身体过分消瘦,腹壁肌肉无力,韧带张力低下、松弛所造成。其病理以虚证为主,女性较为多见。此类病人常伴有肾下垂、子宫下垂及其他内脏下垂。足部药浴与足部按摩相结合,再辅以食疗等综合疗法,对胃下垂有较好疗效。

1. 足部药浴

方 1　黄芪升麻方

组成:炙黄芪 30 克,党参 20 克,升麻 15 克,川芎 10 克。

用法:将以上 4 味药同入锅中,加水适量,煎煮 40 分钟,去渣取汁,与 3 000 毫升沸水同入泡足桶中,先熏蒸,后泡足,每晚 1 次,每次 30 分钟。7 天为 1 个疗程。

功效:补中益气,升阳固脱。主治中气下陷型胃下垂。症见身体虚弱消瘦,胃部坠胀不适,头昏眼花,少气倦怠,舌淡苔白,脉细弱。

方 2　人参叶枳实方

组成:人参叶 20 克,枳实 30 克,白术 15 克,柴胡 20 克。

用法:将以上 4 味药同入锅中,加水适量,煎煮 40 分钟,去渣取汁,与 3 000 毫升沸水同入泡足桶中,先熏蒸,后泡足,每晚 1 次,每次 30 分钟。7 天为 1 个疗程。

功效:补中益气,升固。主治中气下陷型胃下垂。症见身体虚弱消瘦,胃部坠胀不适,头昏眼花,少气倦怠,舌淡苔白,脉细弱。

方 3 黄芪桂枝方

组成:炙黄芪 30 克,桂枝 20 克,干姜 30 克,葛根 15 克。

用法:将以上 4 味药同入锅中,加水适量,煎煮 40 分钟,去渣取汁,与 3 000 毫升沸水同入泡足桶中,先熏蒸,后泡足,每晚 1 次,每次 30 分钟。7 天为 1 个疗程。

功效:益气温中,健脾升提。主治脾胃虚弱型胃下垂。症见胃部坠胀发凉,泛吐清水,四肢不温,倦怠乏力,喜暖怕冷,喜温热饮食,舌质淡,苔薄白,脉细无力。

方 4 白术生姜方

组成:白术 30 克,生姜 50 克,桂圆壳 30 克,升麻 15 克。

用法:将以上 4 味药同入锅中,加水适量,煎煮 40 分钟,去渣取汁,与 3 000 毫升沸水同入泡足桶中,先熏蒸,后泡足,每晚 1 次,每次 30 分钟。7 天为 1 个疗程。

功效:益气温中,健脾升提。主治脾胃虚弱型胃下垂。症见胃部坠胀发凉,泛吐清水,四肢不温,倦怠乏力,喜暖怕冷,喜温热饮食,舌质淡,苔薄白,脉细无力。

2. 足部按摩

(1)按摩的反射区及穴位

反射区:基本反射区(肾、输尿管、膀胱、尿道、腹腔神经

丛 5 个),胃,胰,十二指肠,小肠,大肠(包括盲肠、升结肠、横结肠、降结肠、乙状结肠和直肠、肛门),脾,甲状腺等反射区。

穴位:足三里、三阴交、上巨虚、太溪等。

(2)按摩的程序与方法

①食指关节刮压基本反射区各 1～2 分钟。

②拇指指腹重点按揉、轻摩胃反射区 5～7 分钟;食指关节按揉脾反射区 2～3 分钟。

③食指关节刮压甲状腺、肺、胰、十二指肠、小肠、大肠等反射区各 50 次。

④拇指指腹按揉足三里、上巨虚、三阴交、太溪穴各 1 分钟,并捏揉第二趾趾腹 1～2 分钟。

⑤重复刮压 5 个基本反射区各 1～2 分钟。

(八)足疗防治呕吐

呕吐是一个临床症状,可见于多种疾病。西医认为,呕吐可发生于中枢神经系统的疾病,如流行性脑脊髓膜炎、流行性乙型脑炎、脑血管意外及脑肿瘤等病;也可由急性、慢性胃炎等消化系统病变及神经性呕吐引起。本节所介绍的方法着重于消化系统病变及神经性呕吐为主证者。中医学认为,凡因感受外邪,食滞或痰饮内停,或情志失调、肝气犯胃发生呕吐的属于实证;如因热病之后,胃阴受伤或脾胃虚弱、中阳不振而发生呕吐,则是虚证。

三、足疗防治内科病症

1. 足部药浴

方 1 藿香半夏方

组成:藿香(后下)20 克,姜半夏 30 克,橘皮 40 克。

用法:将以上 3 味中药入锅,加水适量,煎煮 30 分钟,去渣取汁,与 3 000 毫升沸水同入泡足桶中,先熏蒸,后泡双足,每晚 1 次,每次 30 分钟。3 天为 1 个疗程。

功效:发散风寒,和胃止吐。主治外感风寒型呕吐。症见恶寒发热,胸闷腹胀,恶心呕吐,苔薄脉浮。

方 2 苏叶半夏方

组成:紫苏叶 20 克,防风 15 克,姜半夏 30 克。

用法:将以上 3 味中药入锅,加水适量,煎煮 30 分钟,去渣取汁,与 3 000 毫升沸水同入泡足桶中,先熏蒸,后泡双足,每晚 1 次,每次 30 分钟。3 天为 1 个疗程。

功效:发散风寒,和胃止吐。主治外感风寒型呕吐。症见恶寒发热,胸闷腹胀,恶心呕吐,苔薄脉浮。

方 3 藿香佩兰方

组成:藿香(后下)20 克,佩兰(后下)15 克,竹茹 30 克。

用法:将以上 3 味中药入锅,加水适量,煎煮 30 分钟,去渣取汁,与 3 000 毫升沸水同入泡足桶中,先熏蒸,后泡双足,每晚 1 次,每次 30 分钟。3 天为 1 个疗程。

功效:清暑化湿,和胃止呕。主治外感暑湿型呕吐。症见恶心呕吐,胸闷脘痞,心烦口渴,苔薄黄腻等。

方 4 香茹橘皮方

组成:香茹 15 克,橘皮 50 克,竹茹 30 克。

用法:将以上 3 味中药入锅,加水适量,煎煮 30 分钟,去渣取汁,与 3 000 毫升沸水同入泡足桶中,先熏蒸,后泡双足,每晚 1 次,每次 30 分钟。3 天为 1 个疗程。

功效:清暑化湿,和胃止呕。主治外感暑湿型呕吐。症见恶心呕吐,胸闷脘痞,心烦口渴,苔薄黄腻等。

方 5 莱菔子山楂方

组成:莱菔子 30 克,生山楂 20 克,橘皮 30 克。

用法:将以上 3 味中药入锅,加水适量,煎煮 30 分钟,去渣取汁,与 3 000 毫升沸水同入泡足桶中,先熏蒸,后泡双足,每晚 1 次,每次 30 分钟。3 天为 1 个疗程。

功效:消食导滞,和胃止吐。主治食滞停积型呕吐。症见呕吐酸腐食物,脘腹胀满,嗳气厌食,大便不畅,苔黄腻,脉滑。

方 6 枳实大黄方

组成:枳实 15 克,生大黄 10 克,橘皮 30 克。

用法:将以上 3 味中药入锅,加水适量,煎煮 30 分钟,去渣取汁,与 3 000 毫升沸水同入泡足桶中,先熏蒸,后泡双足,每晚 1 次,每次 30 分钟。3 天为 1 个疗程。

功效:清热泻下,导滞止吐。主治食滞停积型呕吐。症见呕吐酸腐食物,腹胀较甚,伴有腹痛,大便秘结,舌苔黄腻。

方7 柴胡枳壳方

组成:柴胡 20 克,枳壳 15 克,莱菔子 30 克。

用法:将以上 3 味中药入锅,加水适量,煎煮 30 分钟,去渣取汁,与 3 000 毫升沸水同入泡足桶中,先熏蒸,后泡双足,每晚 1 次,每次 30 分钟。3 天为 1 个疗程。

功效:疏肝理气,和胃止吐。主治肝气胃型呕吐。症见呕吐嗳气,泛吐酸水,脘胀痛,烦闷不舒,口干苦,舌边红,苔黄腻,脉弦。

方8 苏梗金橘叶方

组成:紫苏梗 20 克,金橘叶 30 克,橘皮 20 克。

用法:将以上 3 味中药入锅,加水适量,煎煮 30 分钟,去渣取汁,与 3 000 毫升沸水同入泡足桶中,先熏蒸,后泡双足,每晚 1 次,每次 30 分钟。3 天为 1 个疗程。

功效:疏肝理气,和胃止吐。主治肝气胃型呕吐。症见呕吐嗳气,泛吐酸水,脘胀痛,烦闷不舒,口干苦,舌边红,苔黄腻,脉弦。

方9 白术茯苓方

组成:白术 20 克,茯苓 30 克,姜半夏 20 克。

用法:将以上 3 味中药入锅,加水适量,煎煮 30 分钟,去

渣取汁,与 3 000 毫升沸水同入泡足桶中,先熏蒸,后泡双足,每晚 1 次,每次 30 分钟。3 天为 1 个疗程。

功效:温补脾胃,和胃止吐。主治脾胃虚寒型呕吐。症见面色苍白,神疲乏力,四肢不温,脘腹发冷,呕吐清水及少量食物,时发时止,大便稀溏不成形,舌质淡,苔薄白,脉细。

方 10　党参干姜方

组成:党参 20 克,干姜 30 克,制附片 15 克。

用法:将以上 3 味中药入锅,加水适量,煎煮 30 分钟,去渣取汁,与 3 000 毫升沸水同入泡足桶中,先熏蒸,后泡双足,每晚 1 次,每次 30 分钟。3 天为 1 个疗程。

功效:温补脾胃,和胃止吐。主治脾胃虚寒型呕吐。症见面色苍白,神疲乏力,四肢不温,脘腹发冷,呕吐清水及少量食物,时发时止,大便溏稀不成形,舌质淡,苔薄白,脉细。

方 11　沙参竹茹方

组成:北沙参 20 克,竹茹 30 克,橘皮 50 克。

用法:将以上 3 味中药入锅,加水适量,煎煮 30 分钟,去渣取汁,与 3 000 毫升沸水同入泡足桶中,先熏蒸,后泡双足,每晚 1 次,每次 30 分钟。3 天为 1 个疗程。

功效:滋养胃阴,和胃止吐。主治胃阴不足型呕吐。症见呕吐或干呕,口燥咽干,饥不欲食,大便干结,舌红少苔,脉细且快。

方 12　麦冬芦根方

组成:麦冬 30 克,芦根 50 克,制半夏 30 克。

用法:将以上 3 味中药入锅,加水适量,煎煮 30 分钟,去渣取汁,与 3 000 毫升沸水同入泡足桶中,先熏蒸,后泡双足,每晚 1 次,每次 30 分钟。3 天为 1 个疗程。

功效:滋养胃阴,和胃止吐。主治胃阴不足型呕吐。症见呕吐或干呕,口燥咽干,饥不欲食,大便干结,舌红少苔,脉细而快。

2. 足部按摩

(1)按摩的反射区及穴位

反射区:基本反射区(肾、输尿管、膀胱、尿道、腹腔神经丛 5 个),大脑,垂体,小脑,脑干,颈项,咽喉,食管,胃,胰,十二指肠,小肠,肝,胆,脾,胸部淋巴结,膈等反射区。

穴位:足三里、涌泉、太冲等。

(2)按摩的程序与方法

①食指关节刮压 5 个基本反射区各 1~2 分钟。

②食指关节刮压或按揉大脑、垂体、小脑、脑干、咽喉、肝、胆、脾、胸部淋巴结等反射区各 30~50 次。

③食指关节刮压或按揉食管、胃、胰、十二指肠、小肠、膈等反射区各 2~3 分钟,其中胃、胰、十二指肠反射区重点加强按摩 5~7 分钟。

④拇指按压足三里、涌泉、太冲等穴各 1 分钟。

⑤重复刮压 5 个基本反射区各 1~2 分钟。

(九)足疗防治呃逆

呃逆俗称打嗝,西医称为膈肌痉挛。呃逆大多表现为突然气道上冲,喉间发出呃声,声短且频频发作,难以自行制止。引起呃逆的原因很多,吃饭过快、进食过冷或过热的食物、进食过饱、吸入冷空气、过度紧张兴奋、情绪激动、突然受惊均可引起呃逆。呃逆也可由多种疾病导致,如胃炎等消化道疾病,脑血栓形成等脑部疾病,肺部、胸部、膈肌病变、药物过敏等疾病均可引起呃逆。偶然发生的呃逆一般不需要治疗,大多会自行消失。对于原发疾病引起的呃逆,在积极治疗原发疾病的同时,可采用足部药浴、足部按摩进行辅助治疗。

1. 足部药浴

方 1 双姜方

组成:鲜生姜 20 克,高良姜 15 克,橘皮 30 克。

用法:将鲜生姜、高良姜洗净后连皮切片,橘皮洗净后切丝,同入锅,加水适量,煎煮 30 分钟,去渣取汁,与 3 000 毫升沸水同入泡足桶中,先熏蒸,后泡足,呃逆发作时重泡,每次 30 分钟。3 天为 1 个疗程。

功效:散寒和胃止呃。主治寒性呃逆。症见呃逆频作,遇寒加重,吃热饮后减轻,苔白舌质淡。

方 2 川椒橘皮方

组成:川椒 10 克,橘皮 10 克,桂枝 20 克。

用法:将3味药同入锅,加水适量,煎煮30分钟,去渣取汁,与3 000毫升沸水同入泡足桶中,先熏蒸,后泡足,呃逆发作时重泡,每次30分钟。3天为1个疗程。

功效:散寒和胃止呃。主治寒性呃逆。症见呃逆频作,遇寒加重,吃热饮后减轻,苔白舌质淡。

方3　竹茹柿蒂方

组成:竹茹50克,柿蒂15克,绿茶5克。

用法:将以上3味药同入锅,加水适量,煎煮30分钟,去渣取汁,与3 000毫升沸水同入泡足桶中,先熏蒸,后泡足,呃逆发作时重泡,每次30分钟。3天为1个疗程。

功效:清胃降气止嗝。主治热性呃逆。症见呃声响亮有力,口臭口渴,喜冷饮,舌苔黄。

方4　石膏知母方

组成:生石膏60克,知母10克,竹茹30克。

用法:将生石膏打碎后与知母、竹茹同入锅中,加水适量,煎煮30分,去渣取汁,与3 000毫升沸水同入锅中,待水温降至30℃～40℃时浸泡双足。每晚1次,每次30分钟。3天为1个疗程。

功效:清胃降气止嗝。主治热性嗝逆。症见嗝声响亮有力,口臭口渴,喜冷饮,舌苔黄。

方 5　沙参天冬方

组成:沙参 15 克,天冬 20 克,竹茹 50 克。

用法:将以上 3 味药同入锅,加水适量,煎煮 30 分钟,去渣取汁,与 3 000 毫升沸水同入泡足桶中,先熏蒸,后泡足,呃逆发作时重泡,每次 30 分钟。3 天为 1 个疗程。

功效:滋养胃阴,降逆止嗝。主治胃阴不足型呃逆。症见呃声短促,口干舌燥,舌红而干。

方 6　麦冬玉竹方

组成:麦冬 20 克,玉竹 30 克,竹茹 50 克。

用法:将以上 3 味药同入锅,加水适量,煎煮 30 分钟,去渣取汁,与 3 000 毫升沸水同入泡足桶中,先熏蒸,后泡足,呃逆发作时重泡,每次 30 分钟。3 天为 1 个疗程。

功效:滋养胃阴,降逆止嗝。主治胃阴不足型呃逆。症见呃声短促,口干舌燥,舌红而干。

方 7　党参白术方

组成:党参 20 克,白术 20 克,干姜 15 克。

用法:将以上 3 味药同入锅,加水适量,煎煮 30 分钟,去渣取汁,与 3 000 毫升沸水同入泡足桶中,先熏蒸,后泡足,呃逆发作时重泡,每次 30 分钟。3 天为 1 个疗程。

功效:补益脾胃,温阴散寒。主治脾胃阴寒型呃逆。症见呃声低沉无力,空腹易发,肢冷无力,苔白舌质淡。

方 8　黄芪桂枝方

组成:炙黄芪 20 克,桂枝 15 克,生姜 20 克。

用法:将以上 3 味药同入锅,加水适量,煎煮 30 分钟,去渣取汁,与 3 000 毫升沸水同入泡足桶中,先熏蒸,后泡足,呃逆发作时重泡,每次 30 分钟。3 天为 1 个疗程。

功效:补益脾胃,温阴散寒。主治脾胃阴寒型呃逆。症见呃声低沉无力,空腹易发,肢冷无力,苔白舌质淡。

方 9　柴胡枳壳方

组成:柴胡 20 克,枳壳 15 克,白酒 20 毫升。

用法:将前 2 味中药入锅加水适量,煎煮 30 分钟,去渣取汁,与白酒一同加入 3 000 毫升沸水的泡足桶中,先熏蒸后泡足,每晚 1 次,每次 30 分钟。3 天为 1 个疗程。

功效:疏肝理气,解郁止呃。主治肝气犯胃型呃逆。症见呃逆连声,情绪不畅时发作或加重,胸闷嗳气,苔薄脉弦;对神经官能症引起的呃逆尤为适宜。

方 10　金橘叶橘皮方

组成:金橘叶 30 克,橘皮 20 克,柿蒂 15 克。

用法:将前 2 味中药入锅加水适量,煎煮 30 分钟,去渣取汁,与白酒一同加入 3 000 毫升沸水的泡足桶中,先熏蒸后泡足,每晚 1 次,每次 30 分钟。3 天为 1 个疗程。

功效:疏肝理气,解郁止呃。主治肝气犯胃型呃逆。症

见呃逆连声,情绪不畅时发作或加重,胸闷嗳气,苔薄脉弦;对神经官能症引起的呃逆尤为适宜。

2. 足部按摩

(1)按摩的反射区及穴位

反射区:基本反射区(肾、输尿管、膀胱、尿道、腹腔神经丛 5 个),膈,胃,胰,十二指肠等反射区。

穴位:内庭、陷谷、足三里等。

(2)按摩的程序与方法

①在患者吸气时用食指或拇指指腹部轻柔向下按压膈反射区,使足趾轻微上翘,在吸气与呼气之间加重按压力度,呼气时减轻按压力度,使上翘的足趾恢复原位。如此反复按压。用食指关节刮压 5 个基本反射区各 1~2 分钟。

②按压膈反射区 5~7 分钟。

③推压或按揉胃、胰、十二指肠等反射区各 3~5 分钟。

④点按内庭、陷谷、足三里等穴各 1 分钟。

⑤重复刮压 5 个基本反射区各 1~2 分钟。

(十)足疗防治慢性腹泻

慢性腹泻又称久泻,是一个常见的临床症状,大多由于消化不良、慢性肠炎、肠功能紊乱、过敏性结肠炎、慢性结肠炎、溃疡性结肠炎、大肠肿瘤及肠结核等疾病引起。慢性腹泻的主症为大便次数增多,粪质稀溏,反复发作,病程较长,腹泻持续或反复超过 2 个月以上便可称为慢性腹泻。本病也可伴有腹痛,腹胀,食欲不振,黏液脓血便等症状。中医学认为,腹泻反复发作可导致脾胃虚弱,运化吸收功能障碍,脾病可以影响肾,引起脾胃两虚。足部药浴及足部按摩相结合,可起到清热化湿、健脾助运、温肾壮阳等作用,从而促使久泻康复。

1. 足部药浴

方1 马齿苋地锦草方

组成:鲜马齿苋200克(干品100克),鲜地锦草250克(干品100克),醋30毫升。

用法:将以上前2味药洗净、切碎,入锅加水适量,蒸煮30分钟,去渣取汁,兑入醋,调匀后与3000毫升沸水同入泡足桶中,先熏蒸,后泡足,每天2次。药浴可加热后重复使用。10天为1个疗程。

功效:清肠化湿止泻。主治大肠湿热型慢性腹泻。症见慢性腹泻,大便稀糊状或夹有黏液脓血,腹痛,或见发热,苔黄腻,脉滑数。

方2 车前草马鞭草方

组成:鲜车前草300克(干品150克),鲜马鞭草250克(干品125克),醋30毫升。

用法:将以上前2味药洗净、切碎,入锅加水适量,蒸煮30分钟,去渣取汁,兑入醋,调匀后与3000毫升沸水同入泡足桶中,先熏蒸,后泡足,每天2次。药浴可加热后重复使用。10 天为 1 个疗程。

功效:清肠化湿止泻。主治大肠湿热型慢性腹泻。症见慢性腹泻,大便稀糊状或夹有黏液脓血,腹痛,或见发热,苔黄腻,脉滑数。

方 3　白头翁葛根方

组成:白头翁 30 克,葛根 20 克,大蒜头 50 克。

用法:将以上 3 味同入锅中,加水适量,煎煮 30 分钟,去渣取汁,与 3 000 毫升沸水同入泡足桶中,先熏蒸,后泡足,每日 2 次,每次 30 分钟。药浴液可加热后重复使用。

功效:清肠化湿止泻。主治大肠湿热型慢性腹泻。症见慢性腹泻,大便稀糊状或夹有黏液脓血,腹痛,或见发热,苔黄腻,脉滑数。

方 4　马齿苋红茶方

组成:马齿苋 300 克(干品 150 克),地锦草 200 克(干品 100 克),红茶 5 克。

用法:将以上 3 味药入锅加水适量,煎煮 30 分钟,去渣取汁,与沸水同入泡足桶中,先熏蒸后泡足,同时配合足底按摩,每晚 1 次,每次 30~40 分钟。10 天为 1 个疗程。

功效:清化大肠湿热。主治大肠湿热型慢性腹泻。症见慢性腹泻急性发作,次数增多,大便夹有脓血黏液,腹痛腹胀,苔黄腻等症。

方 5   二草方

组成:鲜车前草 250 克,鲜马齿苋 100 克,白酒 30 毫升。

用法:将以上前 2 味药洗净后入锅,加水适量煎煮 30 分钟,去渣取汁,与白酒及沸水同入泡足桶中,泡足 30 分钟,并结合足底按摩。10 天为 1 个疗程。

功效:清热解毒,利湿止泻。主治大肠湿热型慢性腹泻。

方 6   藿香大蒜方

组成:藿香 100 克,生大蒜头 150 克。

用法:将生大蒜头捣烂,与藿香一同放入泡足桶中,用 2~3 瓶保暖瓶水冲入泡足桶中,加盖闷 10 分钟后泡足。10 天为 1 个疗程。

功效:清热解暑,化湿止泻。主治大肠湿热型慢性腹泻,尤其适宜患者在夏季使用。

方 7   苍术白术方

组成:苍术 30 克,白术 20 克,大蒜 50 克。

用法:将以上 3 味药同入锅中,加水适量,煎煮 30 分钟,去渣取汁,与 3 000 毫升沸水同入泡足桶中,先熏蒸,后泡足,每日 2 次,每次 30 分钟。药浴液可加热后重复使用。

功效:健脾燥湿,助运止泻。主治脾虚失运型慢性腹泻。症见腹泻反复发作,大便不成形,夹有不消化食物,肠鸣食少,神疲乏力,舌淡苔白,脉细等。

方 8　荷叶山药方

组成:鲜山药 300 克(干品 150 克),怀山药 40 克,山楂 50 克。

用法:将以上 3 味药同入锅中,加水适量,煎煮 30 分钟,去渣取汁,与 3 000 毫升沸水同入泡足桶中,先熏蒸,后泡足,每日 2 次,每次 30 分钟。药浴液可加热后重复使用。

功效:清化大肠湿热。主治大肠湿热型慢性腹泻。症见慢性腹泻急性发作,次数增多,大便夹有脓血黏液,腹痛腹胀,苔黄腻等。

方 9　扁豆叶菱角壳方

组成:扁豆叶 150 克,菱角壳 200 克,辣椒 30 克。

用法:将以上 3 味药同入锅中加水适量,煎煮 2 次,每次 20 分钟,合并滤汁,倒入泡足桶中,先熏蒸后泡足,每天 1～2 次,每次 1 剂。10 天为 1 个疗程。

功效:补益脾气,助运止泻。主治脾气虚弱型慢性腹泻。症见慢性腹泻反复发作,病程较长,大便溏稀不成形,夹有不消化食物,肠鸣腹泻等。

方 10　白扁豆葛根车前草方

组成:白扁豆 100 克,葛根 30 克,车前草 150 克,甘草 10 克。

用法:将以上 4 味药同入锅中加水适量,煎煮 2 次,每次

30 分钟,合并滤汁,倒入泡足桶中,先熏后泡足,每天 1~2
次,每天 1 剂。10 天为 1 个疗程。

功效:补益脾气,利湿止泻。主治脾气虚弱型慢性腹泻。

方 11 苍术干姜方

组成:苍术 50 克,干姜 20 克,藕 100 克,冰片 2 克。

用法:将以上前 3 味药入锅加水适量,煎煮 30 分钟,去
渣取汁,再放入冰片,与沸水一同倒入泡足桶中,先熏后泡,
每天 1~2 次,每天 1 剂。10 天为 1 个疗程。

功效:补益脾气,利湿止泻。主治脾气虚弱型慢性腹泻。

方 12 红高粱秆方

组成:红高粱秆 250 克,干姜 30 克,荷叶 150 克。

用法:将红高粱秆切成小段,与干姜、荷叶同入锅中,加
水适量,煎煮 30 分钟,去渣取汁,与沸水同入泡足桶中,先熏
蒸后泡足,每晚 1 次,每次 30~40 分钟。10 天为 1 个疗程。

功效:温阳健脾止泻。主治脾气虚弱型慢性腹泻。

方 13 补骨脂生姜方

组成:补骨脂 30 克,怀山药 40 克,生姜 30 克

用法:将以上 3 味药同入锅中,加水适量,煎煮 30 分钟,
去渣取汁,与 3 000 毫升沸水同入泡足桶中,先熏蒸,后泡
足,每日 2 次,每次 30 分钟。药浴液可加热后重复使用。

功效:补肾健脾止泻。主治脾肾阳虚型慢性腹泻。症见

腹泻日久不愈,畏寒肢冷,面色苍白,腰膝酸冷,黎明前肠鸣腹泻(又名五更泻),脉沉细无力。

方 14　益智仁苍术方

组成:益智仁 40 克,苍术 30 克,熟附片 15 克。

用法:将以上 3 味药同入锅中,加水适量,煎煮 30 分钟,去渣取汁,与 3 000 毫升沸水同入泡足桶中,先熏蒸,后泡足,每日 2 次,每次 30 分钟。药浴液可加热后重复使用。

功效:补肾健脾止泻。主治脾肾阳虚型慢性腹泻。症见腹泻日久不愈,畏寒肢冷,面色苍白,腰膝酸冷,黎明前肠鸣腹泻(又名五更泻),脉沉细无力。

方 15　益智仁生姜方

组成:益智仁 20 克,生姜 150 克,艾叶 100 克。

用法:将以上 3 味药入锅加水适量,煎煮 30 分钟,去渣取汁,与沸水同入泡足桶中,先熏蒸后泡足,同时配合足部按摩,每晚 1 次,每次 30～40 分钟。10 天为 1 个疗程。

功效:温补脾肾,散寒止泻。主治脾肾阳虚型慢性腹泻。症见老年慢性腹泻日久不愈,反复发作,每在天亮前后,脐下作痛,肠鸣腹泻,夹不消化食物,腹部怕冷或胀痛,手足不温等。

方 16　赤石脂补骨脂方

组成:赤石脂 100 克,补骨脂 80 克,干姜 150 克。

用法:将3味药入锅加水适量,煎煮30分钟,去渣取汁,与沸水同入泡足桶中,先熏蒸后泡足,同时配合足部按摩,每晚1次,每次30~40分钟。10天为1个疗程。

功效:温补脾肾,散寒止泻。主治脾肾阳虚型慢性腹泻。

方17 仙茅淫羊藿方

组成:仙茅100克,淫羊藿100克,韭菜子150克。

用法:将以上3味药入锅加水适量,煎煮30分钟,去渣取汁,与沸水同入泡足桶中,先熏蒸后泡足,同时配合足部按摩,每晚1次,每次30~40分钟。10天为1个疗程。

功效:温补脾肾,散寒止泻。主治脾肾阳虚型慢性腹泻。

2. 足部按摩

(1)按摩的反射区及穴位

反射区:基本反射区(肾、输尿管、膀胱、尿道、腹腔神经丛5个),大脑,垂体,甲状腺,肺,脾,胃,胰,十二指肠,小肠,大肠(包括盲肠、升结肠、横结肠、降结肠、乙状结肠和直肠、肛门),肝,胆,各淋巴结(头颈淋巴结,胸部淋巴结,上、下身淋巴结)等反射区。

穴位:足三里、三阴交、阴陵泉、下巨虚、涌泉、申脉等。

(2)按摩程序与方法

①食指关节刮压5个基本反射区各1~2分钟。

②食指关节点按或刮压大脑、垂体、甲状腺、胃、胰、十二指肠、小肠反射区各30~50次。

③按照盲肠→阑尾→升结肠→横结肠→降结肠→乙状

结肠和直肠→肛门(足跟内侧)的顺序推压或按揉大肠反射区共 10~15 分钟,尤其是大肠反射区内敏感区应重点按摩。

④食指关节按压肺反射区及用食指关节按揉肝、胆、脾、各淋巴结等反射区各 1~2 分钟。

⑤拇指点按足三里、三阴交、阴陵泉、下巨虚、申脉穴各 50 次。

⑥重复刮压 5 个基本反射区各 1~2 分钟。

(十一)足疗防治习惯性便秘

习惯性便秘是指排便间隔 48 小时以上,粪便干燥难解,已形成习惯者。但健康人的排便习惯各有不同,有人 2~3 天排便 1 次,只要大便不是干硬难解,则不应视为便秘。所以,应与原有的排便习惯及大便形状的改变进行比较。生活紧张、节奏加快及食品过于精细是造成习惯性便秘的原因。长期便秘可造成肛裂、痔疮、早衰,甚至出现消化系统肿瘤等病变。泡足疗法及足部按摩对本病有一定疗效。

1. 足部药浴

方 1　大黄芒硝方

组成:生大黄 20 克,芒硝 30 克,甘草 5 克。

用法:将生大黄、甘草同入锅中,加水适量,煎煮 15 分钟,去渣取汁,趁热调入芒硝,搅拌均匀,待芒硝充分溶化后与沸水同入泡足桶中,先熏蒸后泡足,并配合足底按摩,每天 1 次,每次 30~40 分钟。15 天为 1 个疗程。

功效:清热通便。主治体质较强的习惯性便秘者,对偏于热证者尤为适宜。

方2 番泻叶木香方

组成:番泻叶 50 克,木香 20 克,枳实 20 克,艾叶 50 克。

用法:将以上 4 味药同入锅中,加水适量,煎煮 20 分钟,去渣取汁,与沸水同入泡足桶中,先熏蒸后泡足,并配合足底按摩,每天 1 次,每次 30～40 分钟。15 天为 1 个疗程。

功效:清热通便。主治体质较强的习惯性便秘者,对偏于热证者尤为适宜。

方3 生首乌盐水方

组成:生何首乌 200 克,食盐 10 克。

用法:将何首乌切片放入锅中,加水适量煎煮 2 次,每次 30 分钟,合并滤汁,调入食盐,与沸水同入泡足桶中,先熏蒸后泡足,并配合足底按摩,每天 1 次,每次 30～40 分钟。15 天为 1 个疗程。

功效:润肠清热通便。主治各种习惯性便秘。

方4 火麻仁瓜蒌仁方

组成:火麻仁 50 克,瓜蒌仁 30 克,白醋 30 毫升。

用法:将以上前 2 味药放入锅中,加水适量,煎煮 30 分钟,去渣取汁,与白醋及沸水同入泡足桶中,先熏蒸后泡足,并配合足底按摩,每天 1 次,每次 30～40 分钟。15 天为 1

个疗程。

功效:润肠清热通便。主治各种习惯性便秘。

方 5　当归杏仁方

组成:当归 30 克,苦杏仁 50 克,白酒 30 毫升。

用法:将以上前 2 味药放入锅中,加水适量煎煮 30 分钟,去渣取汁,与白酒及沸水同入泡足桶中,先熏蒸后泡足,并配合足底按摩,每天 1 次,每次 30～40 分钟。15 天为 1个疗程。

功效:润肠清热通便。主治各种习惯性便秘。

方 6　杏仁火麻仁方

组成:杏仁 30 克,火麻仁 40 克,桑叶 50 克。

用法:将上药放入锅中,加水适量,煎煮 30 分钟,去渣取汁,倒入泡足桶中,先熏蒸后泡足,并配合足底按摩,每天 1次,每次 30～40 分钟。15 天为 1 个疗程。

功效:润肠清热通便。主治各种习惯性便秘。

方 7　全瓜蒌香蕉皮方

组成:全瓜蒌 30 克,香蕉皮 250 克,蒲公英 100 克。

用法:将上药放入锅中,加水适量,煎煮 30 分钟,去渣取汁,倒入泡足桶中,先熏蒸后泡足,并配合足底按摩,每天 1次,每次 30～40 分钟。15 天为 1 个疗程。

功效:润肠清热通便。主治各种习惯性便秘。

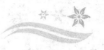

方 8　木香槟榔方

组成:木香 20 克,槟榔 40 克,乌药 20 克,大黄 15 克。

用法:将上药放入锅中,加水适量,煎煮 30 分钟,去渣取汁,倒入泡足桶中,先熏蒸后泡足,并配合足底按摩,每天 1 次,每次 30～40 分钟。15 天为 1 个疗程。

功效:疏肝理气导滞。主治气滞型习惯性便秘。症见便秘,欲便难出,便时肛门坠胀不适,伴嗳气胸闷,腹部胀痛等。

方 9　二子方

组成:紫苏子 20 克,莱菔子 30 克,火麻仁 30 克,枳实 15 克。

用法:将上药放入锅中,加水适量,煎煮 30 分钟,去渣取汁,倒入泡足桶中,先熏蒸后泡足,并配合足底按摩,每天 1 次,每次 30～40 分钟。15 天为 1 个疗程。

功效:疏肝理气导滞。主治气滞型习惯性便秘。症见便秘,欲便难出,便时肛门坠胀不适,伴嗳气胸闷,腹部胀痛等。

方 10　党参山药方

组成:党参 20 克,山药 30 克,郁李仁 40 克。

用法:将上药放入锅中,加水适量,煎煮 30 分钟,去渣取汁,倒入泡足桶中,先熏蒸后泡足,并配合足底按摩,每天 1 次,每次 30～40 分钟。15 天为 1 个疗程。

功效:益气补中,润肠通便。主治气虚型习惯性便秘。

症见大便不干硬,但临厕努挣难出,排便不尽,伴头晕乏力等。

方11 黄芪桃仁方

组成:黄芪20克,桃仁30克,火麻仁30克。

用法:将上药放入锅中,加水适量,煎煮30分钟,去渣取汁,倒入泡足桶中,先熏蒸后泡足,并配合足底按摩,每天1次,每次30~40分钟。15天为1个疗程。

功效:益气补中,润肠通便。主治气虚型习惯性便秘。

2. 足部按摩

(1)选用反射区及穴位

反射区:基本反射区(肾、输尿管、膀胱、尿道、腹腔神经丛等5个),大脑,甲状腺,肺,肝,胆,脾,胃,胰,十二指肠,小肠,大肠(包括盲肠、升结肠、横结肠、降结肠、乙状结肠和直肠、肛门),骶骨,尾骨,回盲瓣等反射区。

穴位:足三里、下巨虚、商丘、承山等。

(2)按摩程序与方法

①食指关节刮压基本反射区各1~2分钟。

②食指关节刮压或按揉大脑、甲状腺、肺、胃、胰、十二指肠、小肠、肝、胆、脾、骶骨、尾骨等反射区各30~50次。

③按照盲肠→阑尾→升结肠→横结肠→降结肠→乙状结肠→直肠和肛门的顺序重点按摩大肠反射区共5~7分钟。

④拇指按揉足三里、商丘、承山、下巨虚穴各1分钟。

⑤重复刮压 5 个基本反射区各 1～2 分钟。

（十二）足疗防治原发性高血压

原发性高血压已成为当今世界五大疾病之一，我国发病人数已达 1 亿人以上。1992 年 2 月出版的世界卫生组织/国际高血压学会（WHO/ISH）高血压治疗指南已将高血压定义为：在未服抗高血压药情况下，收缩压≥140 毫米汞柱（18.7 千帕）和舒张压≥90 毫米汞柱，或收缩压≥140 毫米汞柱，或舒张压≥90 毫米汞柱（12 千帕），这 3 种血压情况均可诊断为原发性高血压，泡足疗法及足部按摩对原发性高血压有较好的疗效。

1. 足部药浴

方 1 夏枯草枸杞叶方

组成：夏枯草 100 克，枸杞叶 150 克。

用法：将以上 2 味药放入锅中，加水适量，煎煮 30 分钟，去渣取汁，与沸水同入泡足桶中，先熏蒸后泡足，并配合足底按摩，每天 1 次，每次 30～40 分钟。20 天为 1 个疗程。

功效：平肝潜阳，清肝泻火。主治肝阳上亢型高血压。症见血压升高，眩晕头痛，头胀耳鸣，头重足轻，心烦易怒，失眠多梦，面红赤，目涩口干，颈项发硬，腰膝酸软，手足心热，舌红少苔或无苔。

方2 罗布麻决明子方

组成:罗布麻100克,决明子150克,红茶5克。

用法:将2味药放入锅中,加水适量,煎煮30分钟,去渣取汁,与沸水同入泡足桶中,先熏洗后泡足,并配合足底按摩,每天1次,每次30~40分钟。20天为1个疗程。

功效:平肝潜阳,清肝泻火。主治肝阳上亢型、肝火型原发性高血压。

方3 臭梧桐侧柏叶方

组成:臭梧桐300克,侧柏叶100克,桑叶60克。

用法:将以上3味药放入锅中,加水适量,煎煮30分钟,去渣取汁,与沸水同入泡足桶中,先熏蒸后泡足,并配合足底按摩,每天1次,每次30~40分钟。20天为1个疗程。

功效:平肝清火,降低血压。主治肝阳上亢型、肝火型原发性高血压。

方4 桑叶菊花方

组成:桑叶80克,桑枝150克,菊花30克,茺蔚子30克。

用法:将以上4味药放入锅中,加水适量,煎煮30分钟,去渣取汁,与沸水同入泡足桶中,先熏蒸后泡足,并配合足底按摩,每天1次,每次30~40分钟。20天为1个疗程。

功效:平肝清火,降低血压。主治肝阳上亢型、肝火型原

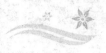

发性高血压。

方5 钩藤玉米须方

组成:钩藤(后下)30克,玉米须150克。

用法:将以上2味药放入锅中,加水适量,煎煮30分钟,去渣取汁,与沸水同入泡足桶中,先熏蒸后泡足,并配合足底按摩,每天1次,每次30~40分钟。20天为1个疗程。

功效:平肝熄风,利湿降血压。主治肝阳上亢型、痰湿型原发性高血压。

方6 柿叶香蕉皮方

组成:柿叶150克,香蕉皮300克。

用法:将以上2味药放入锅中,加水适量,煎煮30分钟,去渣取汁,与沸水同入泡足桶中,先熏蒸后泡足,并配合足底按摩,每天1次,每次30~40分钟。20天为1个疗程。

功效:清热利湿,熄火降压。主治肝阳上亢型、痰湿型原发性高血压病。

方7 槐米苦丁茶方

组成:槐米100克,野菊花80克,苦丁茶5克。

用法:将以上3味药放入锅中,加水适量,煎煮30分钟,去渣取汁,与沸水同入泡足桶中,先熏蒸后泡足,并配合足底按摩,每天1次,每次30~40分钟。20天为1个疗程。

功效:滋补肝肾,软化血管,清热降血压。主治肝肾不足型原发性高血压。症见头昏头痛,眩晕耳鸣,腰膝酸软,面部疖肿等。

方 8 绞股蓝枸杞叶方

组成:绞股蓝 30 克,枸杞叶 100 克,绿茶 5 克。

用法:将以上 3 味药放入锅中,加水适量,煎煮 30 分钟,去渣取汁,与沸水同入泡足桶中,先熏蒸后泡足,并配合足底按摩,每天 1 次,每次 30~40 分钟。20 天为 1 个疗程。

功效:滋补肝肾,软化血管,清热降血压。主治肝肾不足型原发性高血压。

方 9 杜仲牛膝方

组成:杜仲 40 克,怀牛膝 50 克,夏枯草 60 克,生地黄 30克,泽泻 20 克,钩藤(后下)15 克,益母草 50 克,槐花 20 克。

用法:将以上药物放入锅中,加水适量,煎煮 30 分钟,去渣取汁,与沸水同入泡足桶中,先熏蒸后泡足,并配合足底按摩,每天 1 次,每次 30~40 分钟。20 天为 1 个疗程。

功效:滋补肝肾,软化血管,清热降血压。主治肝肾不足型原发性高血压。

2. 足部按摩

(1)按摩的反射区及穴位

反射区:基本反射区(肾、输尿管、膀胱、尿道、腹腔神经丛 5 个),前额,大脑,小脑,脑干,三叉神经,内耳(迷路),颈项、颈椎,心,肺,脾,肝,胆,甲状腺,甲状旁腺,血压点,子宫

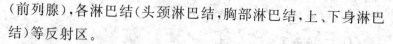

（前列腺），各淋巴结（头颈淋巴结，胸部淋巴结，上、下身淋巴结）等反射区。

穴位：涌泉、太溪、行间、太冲、足三里、三阴交、束骨等。

（2）按摩的程序与方法

①食指刮压5个基本反射区3分钟，重点用食指关节按压肾反射区2分钟。

②食指腹推压或用食指关节按揉前额、大脑、小脑、脑干、颈项、颈椎、甲状旁腺、甲状腺、肺等反射区各30～50次。

③拇指端向下推压或按揉血压点5分钟，用拇指指腹按揉足背大趾根部的外侧缘（降血压特效区）2～3分钟。

④拇指指腹推压子宫（前列腺）反射区2～3分钟。

⑤食指关节按揉肝、胆、脾、各淋巴结、内耳迷路反射区各50次。

⑥拇指点按涌泉、太溪、行间、太冲、足三里、三阴交、束骨等穴各50次。

⑦重复刮压基本反射区各2分钟。

（十三）足疗防治慢性低血压

低血压的诊断一般认为以不同日测量3次，成年人上臂动脉收缩压均低于90毫米汞柱，舒张压均低于60毫米汞柱，老年人低于100/70毫米汞柱为标准。病人常伴有疲乏、无力、头痛、头晕、心前区隐痛或不适及神经细胞张力障碍、内分泌功能减退等一系列症状的疾病。低血压属于中医学"虚劳""眩晕""心悸"等范畴。泡足疗法与足部按摩相配合,对慢性低血压有一定疗效。

1. 足部药浴

方1 生麻黄盐水方

组成:生麻黄40克,食盐5克。

用法:将生麻黄入锅,加水适量,煎煮20分钟,去渣取汁,与食盐、沸水同入泡足桶中,先熏蒸后泡足,并配合足底按摩,每天1次,每次30～40分钟。20天为1个疗程。

功效:升提血压。主治各种类型的慢性低血压。

方2 黄芪枳实白酒方

组成:黄芪30克,枳实20克,白酒50毫升。

用法:将以上前2味药同入锅中,加水适量,煎煮30分钟,去渣取汁,与白酒及沸水同入泡足桶中,先熏蒸后泡足,并配合足底按摩,每天1次,每次30～40分钟。20天为1个疗程。

功效:温阳补气,升提血压。主治各种类型的慢性低血压。

方3 人参叶升麻方

组成:人参叶30克,升麻20克,白芷10克。

用法:将以上3味药同入锅中,加水适量,煎煮30分钟,去渣取汁,与沸水同入泡足桶中,先熏洗后泡足,并配合足底按摩,每天1次,每次30～40分钟。20天为1个疗程。

功效:温阳补气,升提血压。主治各种类型的慢性低血压。

方 4　花生叶辣椒方

组成:花生叶 200 克(干品 100 克),羊角辣椒 30 克,生姜 50 克。

用法:将以上 3 味同入锅中,加水适量,煎煮 30 分钟,去渣取汁,与沸水同入泡足桶中,先熏洗后泡足,并配合足底按摩,每天 1 次,每次 30～40 分钟。20 天为 1 个疗程。

功效:温阳补气,升提血压。主治各种类型的慢性低血压。

方 5　淫羊藿川芎方

组成:淫羊藿 30 克,川芎 25 克,白酒 50 毫升。

用法:将前 2 味药同入锅中,加水适量,煎煮 30 分钟,去渣取汁,与沸水及白酒同入泡足桶中,先熏蒸后泡足,并配合足底按摩,每天 1 次,每次 30～40 分钟。20 天为 1 个疗程。

功效:温肾壮阳,散寒升血压。主治各种类型的慢性低血压,对肾阳虚弱者尤为适宜。

方 6　川芎桂枝方

组成:川芎 20 克,桂枝 30 克,锁阳 15 克。

用法:以上 3 味药同入锅中,加水适量,煎煮 30 分钟,去渣取汁,与沸水同入泡足桶中,先熏蒸后泡足,并配合足底按摩,每天 1 次,每次 30～40 分钟。20 天为 1 个疗程。

功效:温肾壮阳,散寒升血压。主治各种类型的慢性低血压,对肾阳虚弱者尤为适宜。

方7 鹿角霜麻黄方

组成:鹿角霜15克,生麻黄30克,制附子20克。

用法:将以上3味药同入锅中,加水适量,煎煮30分钟,去渣取汁,与沸水同入泡足桶中,先熏蒸后泡足,并配合足底按摩,每天1次,每次30～40分钟。20天为1个疗程。

功效:温肾壮阳,散寒升血压。主治各种类型的慢性低血压,对肾阳虚弱者尤为适宜。

2. 足部按摩

(1)按摩的反射及穴位

反射区:基本反射区(肾、输尿管、膀胱、尿道、腹腔神经丛5个),大脑,小脑,脑干,颈项,肾上腺,甲状腺,肺,失眠点,血压点,内耳(迷路),心,胃肠道(胃、胰、十二指肠、小肠、盲肠、升结肠、横结肠、降结肠、乙状结肠和直肠、肛门),脾,各淋巴结(头颈淋巴结,胸部淋巴结,上、下身淋巴结),生殖腺等反射区。

穴位:涌泉、太溪、悬钟、足三里、三阴交等。

(2)按摩的程序与方法

①食指刮压基本反射区各1分钟。

②拇指指腹推压或按揉大脑、垂体、小脑、脑干、颈项等反射区各1分钟。

③食指关节点按肾上腺反射区、血压点各2～3分钟。

④食指关节按揉或刮压心、肺、肝、胆、脾、胃肠道、各淋巴结、失眠点、生殖腺、内耳(迷路)等反射区各30～50次。

⑤拇指按揉太溪、足三里、三阴交、悬钟穴各 50 次。

⑥重复刮压 5 个基本反射区各 1 分钟。

(十四)足疗防治动脉粥样硬化

动脉粥样硬化,是指全身大、中动脉的管壁内,沉积大量的胆固醇而形成的一种病理变化。其特点为动脉壁呈现脂质条纹或粥样斑块形成,有内皮细胞损伤和内膜下脂质浸润,中层平滑肌细胞增殖和泡沫细胞形成,并有动脉腔壁血小板聚集,甚至附壁血栓形成,导致动脉管壁硬化及管腔狭窄,造成所支配区的供血不足,严重时发生组织缺血坏死,是临床冠心病和脑血管意外的发病基础。本病的一般临床表现为脑力和体力衰退,触诊时体表动脉如颞动脉、桡动脉、肱动脉等可发现变宽、变长、迂曲和变硬。因其侵犯部位不同而分为主动脉粥样硬化、冠状动脉粥样硬化、脑动脉硬化、肾动脉硬化、肠系膜动脉硬化或四肢动脉硬化、周围动脉硬化等不同类型,并常伴有高脂血症、高血压等。有资料表明,冠状动脉粥样硬化病人 60％～70％伴高血压;高血压冠状动脉粥样硬化的患病率较血压正常者高 4 倍。足部药浴和足部按摩对防治动脉粥样硬化有辅助功效。

1. 足部药浴

方 1　槐花菊花法

组成:槐花 30 克,菊花 20 克,连根芹菜 250 克。

用法:将连根芹菜洗净后切段,与槐花、菊花同入锅中,加水适量,煎煮 30 分钟,去渣取汁,与 3 000 毫升沸水同入泡足桶中,先熏蒸后泡足,每晚 1 次,每次 30 分钟。20 天为1 个疗程。

功效:清肝泻火,软化血管。主治肝火旺盛型动脉粥样硬化,对合并高血压者尤为适宜。

方 2 夏枯草绞股蓝方

组成:夏枯草 30 克,绞股蓝 20 克,香蕉皮 250 克。

用法:将香蕉皮洗净、切碎,与夏枯草、绞股蓝同入锅中,加水适量,煎煮 30 分钟,去渣取汁,与 3 000 毫升沸水同入锅中,熏洗后泡足,每晚 1 次,每次 30 分钟。20 天为 1 个疗程。

功效:清肝泻火,软化血管。主治肝火旺盛型动脉粥样硬化,对合并高血压者尤为适宜。

方 3 黄瓜大黄方

组成:鲜黄瓜 250 克(干品 100 克),生大黄 15 克,粗绿茶 5 克。

用法:将鲜黄瓜洗净、切片,与生大黄、粗绿茶同入锅中,加水适量,煎煮 30 分钟,去渣取汁,与 3 000 毫升沸水同入锅中,熏洗后泡足,每晚 1 次,每次 30 分钟。20 天为 1 个疗程。

功效:清肝泻火,软化血管。主治肝火旺盛型动脉粥样硬化,对合并高血压者尤为适宜。

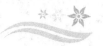

方 4　橘皮山楂方

组成:鲜橘皮 50 克(干品 20 克),鲜山楂 40 克(干品 20 克),白酒 30 毫升。

用法:将橘皮、山楂洗净后切碎,入锅加水适量,蒸煮 30 分钟,去渣取汁,与 3 000 毫升沸水及白酒同入泡足桶中,先熏蒸后泡足,每晚 1 次,每次 30 分钟。20 天为 1 个疗程。

功效:行气活血,软化血管。主治气血郁滞型动脉粥样硬化。症见胸闷心痛,头晕头痛,颈部不适,舌质暗有紫斑、脉弦。

方 5　青皮桃红方

组成:青皮 20 克,桃红 30 克,红花 10 克,醋 30 毫升。

用法:将前 3 味药入锅,加水适量,蒸煮 30 分钟,去渣取汁,倒入醋,与 3 000 毫升沸水同入泡足桶中,先熏蒸后泡足,每晚 1 次,每次 30 分钟。20 天为 1 个疗程。

功效:行气活血,软化血管。主治气血郁滞型动脉粥样硬化。症见胸闷心痛,头晕头痛,颈部不适,舌质暗有紫斑、脉弦。

方 6　卷柏乌龙茶方

组成:干卷柏叶 50 克,干荷叶 60 克,粗乌龙茶 5 克,醋 30 毫升。

用法:将前 3 味药入锅,加水适量,蒸煮 30 分钟,去渣取

汁,倒入醋,与 3 000 毫升沸水同入泡足桶中,先熏蒸后泡足,每晚 1 次,每次 30 分钟。20 天为 1 个疗程。

功效:化痰活血,软化血管。主治痰瘀交阻型动脉粥样硬化。症见形体肥胖,眩晕头痛,胸部闷痛,食少腹胀,舌质紫,苔厚腻,脉弦滑。

方 7　萝卜丹参方

组成:连皮白萝卜片 250 克,丹参 30 克,橘皮 50 克,醋 30 毫升。

用法:将前 3 味药入锅,加水适量,蒸煮 30 分钟,去渣取汁,倒入醋,与 3 000 毫升沸水同入泡足桶中,先熏蒸后泡足,每晚 1 次,每次 30 分钟。20 天为 1 个疗程。

功效:化痰活血,软化血管。主治痰瘀交阻型动脉粥样硬化。症见形体肥胖,眩晕头痛,胸部闷痛,食少腹胀,舌质紫,苔厚腻,脉弦滑。

2. 足部按摩

(1)按摩的反射区及穴位

反射区:基本反射区(肾、输尿管、膀胱、尿道、腹腔神经丛 5 个)、大脑,前额,小脑,脑干,垂体,三叉神经,肾上腺,生殖腺,甲状腺,甲状旁腺,颈项,颈椎,心,肺,脾,肝,胆,胃肠道(胃、胰、十二指肠、小肠、盲肠、升结肠、横结肠、降结肠、乙状结肠和直肠、肛门),血压点,子宫(前列腺),各淋巴结(头颈淋巴结,胸部淋巴结,上、下身淋巴结)等反射区。

穴位:涌泉、悬钟、丘墟、三阴交、太冲、足三里等。

（2）按摩程序与方法

①食指关节刮压基本反射区各1分钟。

②食指关节刮压或按揉前额、大脑、垂体、小脑、脑干、三叉神经、血压点、颈项、颈椎、甲状旁腺反射区各30～50次。

③食指关节刮压或按揉肺、肝、胆、心、脾、胃肠道、子宫（前列腺）、生殖腺反射区各1分钟。

④拇指按揉涌泉、悬钟、丘墟、三阴交、太冲、足三里、阳陵泉穴各30次。

⑤重复刮压5个基本反射区各1分钟。

（十五）足疗防治心脏病

心脏病是心脏疾病的总称，包括动脉粥样硬化性心脏病、风湿性心脏病、先天性心脏病、高血压心脏病、慢性肺源性心脏病、心肌炎、心脏神经官能症、心律失常等多种心脏病变。足部药浴与足部按摩对防治以上各种心脏病，改善心脏缺血缺氧，改善心脏功能，缓解心慌、胸闷等自觉症状，均有辅助作用。

1. 足部药浴

方1 薤白丹参方

组成：薤白（野小蒜）60克，丹参30克，川芎15克。

用法：将以上3种中药同入锅中，加水适量，煎煮30分钟，去渣取汁，与3000毫升沸水同入泡足桶中，先熏蒸后泡足，每次30分钟，每晚1次。10天为1个疗程。

功效:温通心阳,活血化瘀。主治心阳不足型心脏病。症见心悸不宁,气短或气不足,胸闷或心前区隐痛,畏寒肢冷,面色苍白,唇甲淡白,舌青紫或紫暗,心律失常。可见于冠心病、风心病、肺心病等心脏病。

方 2　人参叶桂枝方

组成:人参叶 20 克,桂枝 30 克,制附子 20 克。

用法:将以上 3 种中药同入锅中,加水适量,煎煮 30 分钟,去渣取汁,与 3 000 毫升沸水同入泡足桶中,先熏蒸后泡足,每次 30 分钟,每晚 1 次。10 天为 1 个疗程。

功效:温通心阳,活血化瘀。主治心阳不足型心脏病。症见心悸不宁,气短或气不足,胸闷或心前区隐痛,畏寒肢冷,面色苍白,唇甲淡白,舌青紫或紫暗,心律失常。可见于冠心病、风心病、肺心病等心脏病。

方 3　万年青益母草方

组成:万年青 60 克,益母草 100 克,川芎 20 克。

用法:将以上 3 种中药同入锅中,加水适量,煎煮 30 分钟,去渣取汁,与 3 000 毫升沸水同入泡足桶中,先熏蒸后泡足,每次 30 分钟,每晚 1 次。10 天为 1 个疗程。

功效:强心活血,清热化瘀。主治心脉瘀阻型心脏病。症见心慌不宁,头晕乏力,唇甲青灰,胸闷心痛,舌质暗灰或青紫有瘀点,心律失常等。可见于风心病、冠心病、肺心病等心脏病。

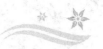

方 4　三根方

组成:老茶树根 100 克,榆树根 80 克,茜草根 50 克。

用法:将以上 3 种中药同入锅中,加水适量,煎煮 30 分钟,去渣取汁,与 3 000 毫升沸水同入泡足桶中,先熏蒸后泡足,每次 30 分钟,每晚 1 次。10 天为 1 个疗程。

功效:强心活血,清热化瘀。主治心脉瘀阻型心脏病。症见心慌不宁,头晕乏力,唇甲青灰,胸闷心痛,舌质暗灰或青紫有瘀点,心律失常等。可见于风心病、冠心病、肺心病等心脏病。

方 5　橘皮杏仁方

组成:鲜橘皮 100 克(干品 50 克),杏仁 30 克,茜草根 20 克。

用法:将以上 3 种中药同入锅中,加水适量,煎煮 30 分钟,去渣取汁,与 3 000 毫升沸水同入泡足桶中,先熏蒸后泡足,每次 30 分钟,每晚 1 次。10 天为 1 个疗程。

功效:化痰泄浊,活血安神。主治痰瘀中阻型心脏病。症见心慌气短,胸闷,痰多,饮食减少或有恶心,舌苔白腻,脉弦滑。可见于风心病、冠心病、心脏神经官能症等心脏病。

方 6　莱菔子海藻方

组成:莱菔子(萝卜子)50 克,海藻 60 克,制半夏 40 克。

用法:将以上 3 种中药同入锅中,加水适量,煎煮 30 分

钟,去渣取汁,与 3 000 毫升沸水同入泡足桶中,先熏蒸后泡足,每次 30 分钟,每晚 1 次。10 天为 1 个疗程。

功效:化痰泄浊,活血安神。主治痰瘀中阻型心脏病。症见心慌气短,胸闷,痰多,饮食减少或有恶心,舌苔白腻,脉弦滑。可见于风心病、冠心病、心脏神经官能症等心脏病。

方 7 菖蒲山楂方

组成:石菖蒲 60 克,生山楂 50 克,桃仁 40 克。

用法:将以上 3 种中药同入锅中,加水适量,煎煮 30 分钟,去渣取汁,与 3 000 毫升沸水同入泡足桶中,先熏蒸后泡足,每次 30 分钟,每晚 1 次。10 天为 1 个疗程。

功效:化痰泄浊,活血安神。主治痰瘀中阻型心脏病。症见心慌气短,胸闷,痰多,饮食减少或有恶心,舌苔白腻,脉弦滑。可见于风心病、冠心病、心脏神经官能症等心脏病。

2. 足部按摩

(1)按摩的发射区及穴位

发射区:基本发射区(肾、输尿管、膀胱、尿道、腹腔神经丛 5 个),大脑,小脑,脑干,垂体,血压点,肺,脾,肝,胆,心,甲状腺,甲状旁腺,胃,胰,膈,十二指肠,小肠,各淋巴结(头颈淋巴结,胸部淋巴结,上、下身淋巴结),胸部,胸椎,生殖腺等反射区。

穴位:涌泉、太溪、三阴交、足三里、行间、太冲等。

(2)按摩的程序与方法

①食指刮压基本反射区各 1 分钟。

②按揉或推压大脑、小脑、脑干、垂体、血压点、甲状腺、肺、胃、胰、十二指肠、小肠、肝、胆等反射区各 30 次。

③重点用拇指按揉心反射区 3～5 分钟,胸部淋巴结反射区 2～3 分钟。心率过缓者,加按肾上腺反射区 1～2 分钟。

④拇指按揉脾、各淋巴结、生殖腺、胸部、胸椎等反射区各 30 次。

⑤拇指按揉涌泉、太溪、行间、足三里、三阴交等穴各 50 次。

⑥重复刮压 5 个基本反射区各 1 分钟。

(十六)足疗防治失眠症

失眠症是睡眠障碍的一种表现形式,是中枢神经系统失调的一种反应。失眠可以表现出多种多样的症状,如难以入睡、早醒、睡眠中易醒、醒后难以再度入睡、睡眠质量下降(表现为多梦)、睡眠时间明显减少等。1985 年美国精神病学会提出的定义是:"失眠症指的是自诉难于入眠或维持睡眠困难,每周至少 4 晚,至少连续 3 周,多导睡眠图检查发现,入眠潜伏期超过 30 分钟或睡眠效率低于 85%(对老年人需作适当调整)。"依据中国精神疾病分类及诊断标准的规定,每周至少发生 3 次以上,并持续 1 个月或更多的时间,又并非脑器质性病变、躯体疾病或精神疾病症状的一部分,即可诊断为失眠症。

俗话说,"睡前洗洗脚,犹如吃补药",它生动地表明了泡足的好处。事实上,古人早就把"睡前一盆汤"视为养生之道。足部药浴时若能结合熏蒸及按摩足趾、足心,则安眠效果更佳。

1. 足部药浴

方1　首乌藤远志方

组成:首乌藤60克,远志15克,川椒10克。

用法:将以上3味药同入锅中,加水煎煮30分钟,去渣取汁,与40℃～50℃温水同入泡足桶中,于每晚临睡前泡足30分钟,同时配合足底按摩。15天为1个疗程。

功效:宁心安神,镇静催眠。主治各类失眠。

方2　磁石生龙骨方

组成:磁石100克,生龙骨60克,首乌藤30克,白酒30毫升。

用法:将磁石、生龙骨打碎,入锅加水先蒸30分钟,再放入首乌藤,继续煎煮30分钟,去渣取汁,与白酒、沸水一同放入泡足桶中,先熏蒸后泡足30分钟,每晚临睡前1次。15天为1个疗程。

功效:重镇安神。主治失眠伴心悸、心烦、多噩梦者。

方3　酢浆草松针方

组成:酢浆草(酸浆草)100克,松针150克。

用法:将以上2味药入锅,加水煎煮30分钟,去渣取汁,与沸水同入泡足桶中,先熏蒸后泡足,每晚临睡前1次。15

天为 1 个疗程。

功效:镇静安眠。主治各类失眠。

方 4　酸枣树根丹参方

组成:连皮酸枣树根(鼠李科酸枣)150 克,丹参 20 克,白酒 50 毫升。

用法:将酸枣树根切碎,与丹参同入锅中,加水煎煮 40 分钟,去渣取汁,与沸水、白酒同入泡足桶中,先熏蒸后泡足。每晚临睡前 1 次。15 天为 1 个疗程。

功效:镇静安眠。主治各类失眠。

方 5　合欢皮香附方

组成:合欢皮 60 克,香附 30 克,橘皮 20 克,陈醋 20 毫升。

用法:将以上前 3 味药入锅,水煎煮 30 分钟,去渣取汁,与沸水、陈醋一同放入泡足桶中,先熏蒸后泡足,每晚临睡前 1 次。15 天为 1 个疗程。

功效:理气解郁,安神催眠。主治失眠伴精神抑郁、胸闷胁痛、嗳气者。

方 6　合欢花金橘叶方

组成:合欢花 10 克,金橘叶 60 克,青皮 30 克,川芎 15 克。

用法:将以上后 3 味药入锅,加水煎煮 30 分钟,去渣取汁,与沸水一同倒入泡足桶中,撒入合欢花,先熏蒸后泡足 30 分钟,每晚临睡前 1 次。15 天为 1 个疗程。

功效:理气解郁,安神催眠。主治失眠伴精神抑郁、胸闷胁痛、嗳气者。

方 7 穿心莲桂枝方

组成:穿心莲 20 克,桂枝 15 克,荷叶 30 克,首乌藤 30 克。

用法:将上药入锅,加水煎煮 40 分钟,与沸水同入泡足桶中,先熏蒸后泡足,每晚临睡前 1 次。15 天为 1 个疗程。

功效:清热安神。主治心火偏旺引起的心烦失眠。

方 8 丹参红花方

组成:丹参 30 克,红花 10 克,荷叶 30 克,川椒 5 克。

用法:将上药同入锅中,加水煎煮 40 分钟,去渣取汁,与沸水同入泡足桶中,先熏蒸后泡足 30 分钟,每晚临睡前 1 次。15 天为 1 个疗程。

功效:宁心安神。主治各类失眠。

方 9 地黄五味子方

组成:干地黄 30 克,五味子 15 克,柏子仁 15 克。

用法:将上药入锅,加水煎煮 30 分钟,去渣取汁,与沸水同入泡足桶中,先熏蒸后泡足 30 分钟,每晚临睡前 1 次。15 天为 1 个疗程。

功效:宁心安神。主治各类失眠。

2. 足部按摩

（1）按摩的反射区及穴位

反射区：基本反射区（肾、输尿管、膀胱、尿道、腹腔神经丛5个），前额，大脑，小脑，脑干，肾上腺，甲状腺，甲状旁腺，生殖器，子宫（男性前列腺），心，肝，胆，脾，胃肠道（胃、胰、十二指肠、小肠、盲肠、升结肠、横结肠、降结肠、乙状结肠和直肠、肛门），失眠点，脊椎（颈椎、胸椎、腰椎、骶骨、尾骨），各淋巴结（头颈淋巴结，胸部淋巴结，上、下身淋巴结），膈等反射区。

穴位：足三里、三阴交、涌泉、太溪、太冲等。

（2）按摩的程序与方法

①食指关节刮压基本反射区各3～5分钟。重点刮压肾、腹腔神经丛等反射区。

②拇指指腹按揉前额、大脑反射区各2～3分钟。

③食指关节点按或按揉垂体、小脑、脑干、甲状旁腺、甲状腺等反射区各30～50次。

④拇指指腹推压胃肠道、子宫（男性前列腺）、生殖器、脊椎、膈反射区各30～50次。

⑤食指关节点按心、脾、肝、胆、各淋巴结等反射区各30～50次。

⑥食指关节按揉失眠点反射区2～3分钟。

⑦拇指点按三阴交、太溪、太冲、涌泉、足三里等穴各30～50次。

⑧重复刮压5个基本反射区各1～2分钟。

（十七）足疗防治自汗和盗汗

自汗、盗汗是指病因不明的、除生理因素等情况以外出现的异常出汗、汗量过多的一类症状。临床上可见于神经系统某些器质性疾病。本病属中医学"汗证"范畴。凡以反复全身或局部汗出过多为主症,排除天气炎热、衣被过厚、渴饮热汤、情绪波动、劳动奔走等生理因素所致者,即可诊为汗症。按汗出发生的时间可将其分为自汗、盗汗,正如《明医指滨》所曰："夫自汗者,朝夕汗自出也。盗汗者,睡而出,觉而收,如寇盗然,故以名之。"足部药浴与足部按摩对自汗及盗汗有一定疗效。

1. 足部药浴

方1　黄芪五倍子方

组成:生黄芪 20 克,仙鹤草 30 克,五倍子 25 克。

用法:将上药入锅,加水煎煮 40 分钟,去渣取汁,与 50℃左右的温水同入泡足桶中,泡足 30 分钟,每天 1 剂。10 天为 1 个疗程。

功效:益气固表止汗。主治气虚型自汗。

方2　龙骨牡蛎方

组成:煅龙骨 30 克,煅牡蛎 60 克,浮小麦 50 克,白矾 15 克。

用法:将以上前 3 味药入锅,加水煎煮 40 分钟,去渣取

汁,趁热调入研碎的白矾,倒入泡足桶中,每晚泡足30分钟。10天为1个疗程。

功效:益气固表止汗。主治气虚型自汗。

方3 桂枝糯稻根方

组成:桂枝15克,糯稻根200克,麻黄根10克。

用法:将上药入锅,加水煎煮30分钟,去渣取汁,与50℃左右的温水一同倒入泡足桶中,于每晚泡足30分钟。10天为1个疗程。

功效:收敛止汗。主治各类自汗、盗汗。

方4 桃树叶方

组成:新鲜桃树叶100克(干品减半)。

用法:将桃树叶入锅,加水煎煮30分钟,50℃左右温水同入泡足桶中,每晚泡足30分钟。10天为1个疗程。

功效:收敛止汗。主治各类自汗、盗汗。

方5 黄芪防风方

组成:生黄芪20克,防风15克,麻黄根20克,白矾10克。

用法:将上药前3味药入锅,加水煎煮40分钟,与50℃左右温水及白矾一同放入泡足桶中,于每晚泡足30分钟。10天为1个疗程。

功效:益气固表止汗。主治气虚型自汗。

足疗养生

方 6　麦冬地骨皮方

组成:麦冬 20 克,地骨皮 30 克,糯稻根 50 克,陈醋 30 毫升。

用法:将上方前 3 味药入锅,加水煎煮 40 分钟,去渣取汁,与 50℃左右的热水及陈醋同入泡足桶中,每晚泡足 30 分钟。10 天为 1 个疗程。

功效:养阴清热敛汗。主治阴虚型盗汗。

方 7　地黄五味子方

组成:生地黄 20 克,怀山药 15 克,知母 10 克,麦冬 10 克,五味子 15 克,白矾 10 克。

用法:将以上前 5 味药入锅,加水煎煮 40 分钟,去渣取汁,与 50℃左右的热水及研碎的白矾同入泡足桶中,每晚泡足 30 分钟。10 天为 1 个疗程。

功效:养阴清热敛汗。主治阴虚型盗汗。

方 8　马齿苋车前草方

组成:鲜马齿苋 200 克(干品 100 克),鲜车前草 150 克(干品 75 克),白矾 10 克。

用法:将以上前 2 味药入锅,加水煎煮 30 分钟,去渣取汁,调入研碎的白矾,与热水同入泡足桶中,每晚泡足 30 分钟。10 天为 1 个疗程。

功效:清热化湿。主治湿热型自汗。症见汗多色黄,气

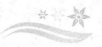

味重,口苦,苔黄腻等。

方 9 苍术滑石方

组成:苍术 30 克,滑石(包)25 克,淡竹叶 20 克,冬瓜子 30 克。

用法:将上药入锅,加水煎煮 30 分钟,去渣取汁,与热水同入泡足桶中,每晚泡足 30 分钟。10 天为 1 个疗程。

功效:清热化湿。主治湿热型自汗、盗汗。

方 10 金银花玉米须方

组成:金银花 15 克,玉米须 200 克(干品 100 克),车前子 20 克。

用法:将上药入锅,加水煎煮 30 分钟,去渣取汁,与热水同入泡足桶中,每晚泡足 30 分钟。10 天为 1 个疗程。

功效:清热化湿。主治湿热型自汗、盗汗。

2. 足部按摩

(1)按摩的反射区及穴位

反射区:基本反射区(肾、输尿管、膀胱、尿道、腹腔神经丛 5 个),肺,心,脾,肝,内分泌腺体(包括垂体、甲状腺、甲状旁腺、胸腺、生殖腺、胰腺)等反射区。

穴位:太溪、复溜、涌泉、三阴交等。

(2)按摩的程序与方法

①食指关节刮压基本反射区各 3 分钟,重点刮压或点按肾反射区。

②食指关节刮压肺反射区 2～3 分钟,拇指指腹按揉心反射区 1～2 分钟。

③食指关节点按肝、胆、脾、各内分泌腺体等反射区各 30～50 次。

④拇指点按太溪、复溜、涌泉、三阴交等穴各 1 分钟。

⑤重复刮压 5 个基本反射区各 1 分钟。

(十八)足疗防治甲状腺功能亢进

甲状腺功能亢进简称"甲亢",是甲状腺病态地分泌甲状腺激素过多所致的常见内分泌病。本病以 20～40 岁多见,男女之比为 1∶4。本病早期症状较轻,可有烦躁易怒,心悸乏力,体重减轻等表现。典型表现有甲状腺腺体弥漫性、对称性轻度或中度肿大,心悸,怕热多汗,性情急躁,情绪不稳定,坐立不安,失眠紧张,神疲乏力,食欲亢进而体重减轻,手抖,突眼,心率增快等症状。足部药浴与足部按摩对毒性弥散性甲状腺肿(又称弥散性甲状腺肿伴甲亢)有较好疗效。

1. 足部药浴

方1   土茯苓栀子方

组成:土茯苓 30 克,栀子 15 克,柴胡 10 克,川芎 15 克

用法:将以上 4 味药入锅,加水适量,煎煮 30 分钟,去渣取汁,与 40℃左右的温水同入泡足桶中,泡双足 30 分钟。15 天为 1 个疗程。

功效:清肝泻火,散结消肿。主治各种甲状腺功能亢进。

方 2　黄药子丹皮方

组成:黄药子 30 克,牡丹皮 15 克,当归尾 10 克,夏枯草 30 克。

用法:将以上 4 味药入锅,加水适量,煎煮 30 分钟,去渣取汁,与 40℃ 左右的温水同入泡足桶中,泡双足 30 分钟。15 天为 1 个疗程。

功效:清肝泻火,散结消肿。主治各种甲状腺功能亢进症。

方 3　夏枯草海藻方

组成:夏枯草 60 克,海藻 50 克,生地黄 20 克,赤芍 30 克。

用法:将以上 4 味药同入锅中,加水适量,煎煮 30 分钟,去渣取汁,与 3 000 毫升 50℃ 左右的温水同入泡足桶中,泡足 30 分钟,每晚 1 次。10 天为 1 个疗程。

功效:滋阴清热,化痰散结。主治各种甲状腺功能亢进。

方 4　黄药子玄参方

组成:黄药子 40 克,玄参 30 克,牡蛎 50 克,栀子 20 克。

用法:将以上 4 味同入锅中,加水适量,煎煮 30 分钟,去渣取汁,与 3 000 毫升 50℃ 左右的温水同入泡足桶中,泡足 30 分钟,每晚 1 次。10 天为 1 个疗程。

功效:滋阴清热,化痰散结。主治各种甲状腺功能亢进。

2. 足部按摩

(1)按摩的反射区及穴位

反射区:基本反射区(肾、输尿管、膀胱、尿道、腹腔神经丛5个),大脑,垂体,小脑,脑干,眼,颈项,甲状腺,甲状旁腺,肺,肝,胆,脾,心,头颈淋巴结,胸部淋巴结,上、下身淋巴结,膈,胸腺,扁桃体等反射区。

穴位:太冲、行间、三阴交、太溪、足三里等。

(2)按摩的程序与方法

①食指关节刮压基本反射区各1分钟。

②拇指推压或按揉大脑、垂体、小脑、脑干、眼、颈项、甲状旁腺等反射区各30~50次。

③重点用拇指按揉甲状腺反射区5~7分钟。

④食指关节点按肺反射区30~50次,食指关节点按肝、胆、心、脾、头颈淋巴结、胸部淋巴结、上身淋巴结、下身淋巴结、扁桃体、生殖腺等反射区各30~50次。

⑤拇指按揉太冲、行间、三阴交、太溪、足三里穴各50次。

⑥重复刮压5个基本反射区各1分钟。

(十九)足疗防治糖尿病

糖尿病是因胰岛素分泌不足及靶细胞对胰岛素敏感性降低,引起糖、蛋白质、脂肪和水、电解质代谢紊乱的内分泌代谢疾病。典型临床症状为口渴、多饮、多食、多尿、消瘦等,严重时可发生酮症酸中毒。但尚有许多患者并无上述症状,仅在体检时或出现并发症时才被发现。糖尿病主要分为 1 型(胰岛素依赖型糖尿病)和 2 型(非胰岛素依赖型糖尿病)。1 型糖尿病多发于青少年,起病急、病情重,烦渴、多饮、多食、多尿、消瘦、疲乏等症状明显或严重,如果血中酮体水平超出正常 10 倍以上,则可出现酮症酸中毒。2 型糖尿病多发于 40 岁以上成年人或老年人,多数体型肥胖、起病缓慢、病情轻,可有口干、口渴等症状,不少人甚至无症状。糖尿病的诊断标准是依据血糖测定,包括空腹血糖和餐后 2 小时血糖测定。正常人空腹血糖值为 3.9~6.1 毫摩/升(70 毫克％~110 毫克％)。经两次检查,空腹血糖超过 7.8 毫摩/升(140 毫克％),餐后 2 小时的血糖超过 11.1 毫摩/升(200 毫克％),又无其他病因可查时,即可诊断为糖尿病。1997 年,美国糖尿病协会(ADA)提出了糖尿病诊断新标准,即空腹血糖超过 7.0 毫摩/升,便可诊断为糖尿病,目前国内临床已普遍采用 ADA 的新标准作为糖尿病的诊断依据。如果空腹血糖在 7.0 毫摩/升以下,又在正常值以上,而临床怀疑为糖尿病的患者,应让病人做一种叫作葡萄糖耐量试验的特殊检查。足疗,尤其是足部按摩可以调节中枢神经系统的功能,通过神经-体液调节机制,激发各内分泌腺功能的活性,特别是胰岛分泌功能的活性,使其分泌功能部分恢复或完全恢复。足部药浴与足部按摩对轻型糖尿病及血糖偏高的亚健康人群有辅助治疗的作用。

1. 足部药浴

方 1　柚子皮玉米须方

组成:新鲜柚子皮 200 克(干品 100 克),玉米须 100 克。

用法:将以上 2 味药洗净后切碎,同入锅中,加水适量,煎煮 30 分钟,去渣取汁,与 3 000 毫升沸水同入泡足桶中,先熏蒸后泡足,每晚 1 次,每次 30 分钟。15 天为 1 个疗程。

功效:清热生津降糖。主治各类糖尿病。

方 2　番薯叶冬瓜皮方

组成:番薯叶 200 克,冬瓜皮 150 克,地骨皮 30 克

用法:将以上 3 味药洗净后切碎,同入锅中,加水适量,煎煮 30 分钟,去渣取汁,与 3 000 毫升沸水同入泡足桶中,先熏蒸后泡足,每晚 1 次,每次 30 分钟。15 天为 1 个疗程。

功效:清热生津降糖。主治各类糖尿病。

方 3　苦瓜罗汉果皮方

组成:苦瓜 200 克(干品 100 克),罗汉果皮 60 克。

用法:将以上 2 味药洗净后切碎,同入锅中,加水适量,煎煮 30 分钟,去渣取汁,与 3 000 毫升沸水同入泡足桶中,先熏蒸后泡足,每晚 1 次,每次 30 分钟。15 天为 1 个疗程。

功效:清热生津降糖。主治各类糖尿病。

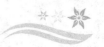

方 4　天冬麦冬魔芋方

组成：天冬 20 克，麦冬 15 克，魔芋粉 10 克。

用法：将天冬、麦冬 2 味药同入锅中，加水适量，煎煮 30 分钟，去渣取汁，与 3 000 毫升沸水同入泡足桶中，再加入魔芋粉，搅匀后，先熏蒸后泡足，每晚 1 次，每次 30 分钟。15 天为 1 个疗程。

功效：清热生津降糖。主治各类糖尿病。

2. 足部按摩

（1）按摩的反射区及穴位

反射区：基本反射区（肾、输尿管、膀胱、尿道、腹腔神经丛 5 个），胰腺，血糖代谢区（双侧小腿胫骨内侧中段），前额，大脑，垂体，小脑，脑干，三叉神经，眼，耳，颈项，血压点，胃肠道（胃、胰、十二指肠、小肠、盲肠、升结肠、横结肠、降结肠、乙状结肠和直肠、肛门），肺，肾上腺，甲状腺，甲状旁腺，心，脾，各淋巴结（头颈淋巴结，胸部淋巴结，上、下身淋巴结），膈，肝，胆，生殖腺，子宫（前列腺）等反射区。

穴位：足三里、三阴交、太溪、阴陵泉、公孙等。

（2）按摩的程序与方法

①食指关节刮压 5 个基本反射区各 1～2 分钟。

②拇指按揉或刮压前额、大脑、小脑、脑干、三叉神经、眼、耳、颈项、血压点、甲状腺、甲状旁腺等反射区各 30～50 次。

③拇指按揉胰腺、血糖代谢反射区各 5～7 分钟。

④拇指点按垂体反射区 1～2 分钟。

⑤拇指点按心、肺、脾、肝、胆反射区各 30～50 次。

⑥食指关节刮压或拇指推压胃、十二指肠、大肠、小肠、各淋巴结、子宫（前列腺）、生殖腺、膈等反射区各 30～50 次。

⑦拇指点按足三里、三阴交、太溪、阴陵泉、公孙等穴各 30～50 次。

⑧重复刮压 5 个基本反射区各 1～2 分钟。

（二十）足疗防治痹证

中医所称的"痹证"是指气血、经脉为病邪阻闭而引起的病症,包括现代医学的风湿性、类风湿、损伤性及增生性关节炎等病。中医学认为,致病原因为正气不足,外感风、寒、湿、热,致气血运行不畅而引起的筋骨、肌肉、关节等处疼痛、酸楚、麻木,关节肿大变形,屈伸不利等症状。足部药浴及足部按摩对下肢痹证有较为满意的疗效。

1. 足部药浴

方 1　威灵仙白酒方

组成:威灵仙 60 克,白酒 50 毫升。

用法:将威灵仙入锅,煎煮 40 分钟,去渣取汁,与沸水及白酒同入泡足桶中,先熏蒸后泡足 30 分钟,每晚 1 次。20 天为 1 个疗程。

功效:祛风散寒,除温止痛。主治下肢痹痛。

方 2　川草乌细辛方

组成：制川乌 20 克，制草乌 20 克，细辛 10 克，麻黄 15 克，当归 20 克。

用法：将以上 5 味药同入锅中，加水煎煮 40 分钟，去渣取汁，与 3 000 毫升沸水一同倒入泡足桶中，先熏蒸后泡足 30 分钟，每晚 1 次，重症病人早晚各 1 次。20 天为 1 个疗程。

功效：散寒止痛，祛风除湿。主治下肢风寒湿痹，对寒邪偏盛、疼痛严重者尤为适宜。

方 3　独活海风藤方

组成：独活 20 克，海风藤 60 克，豨莶草 50 克，桑枝 100 克，白酒 50 毫升。

用法：将以上前 4 味药同入锅中，加水煎煮 30 分钟，去渣取汁，与沸水及白酒同入泡足桶中，先熏蒸后泡足 30 分钟，每晚 1 次。20 天为 1 个疗程。

功效：祛风散寒，除湿止痛。主治下肢风寒湿痹，对风邪偏盛、关节游走疼痛者尤为适宜。

方 4　苍术苡仁方

组成：苍术 30 克，生薏苡仁 60 克，五加皮 50 克，川芎 30 克，冰片 2 克。

用法：将以上前 4 味药同入锅中，加水煎煮 40 分钟，去渣取汁,调入研碎的冰片,与沸水同入泡足桶中,先熏蒸后泡足30分钟,每晚1次。20天为1个疗程。

功效:除湿活血,通络止痛。主治下肢风寒湿痹,对下肢沉重、关节肿痛者尤为适宜。

方5 树枝菖蒲方

组成:桃树枝、杨树枝、柳树枝、桂枝、槐树枝各60克,石菖蒲30克。

用法:将以上5味药切碎后同入锅中,加水煎煮1小时,去渣取汁,与沸水同入泡足桶中,先熏蒸后泡足30分钟,每晚1次。20天为1个疗程。

功效:祛风除湿,消肿止痛。主治下肢风寒湿痹。

方6 伸筋草牛膝方

组成:伸筋草30克,川牛膝20克,海桐皮30克,威灵仙30克,细辛10克。

用法:将以上5味药切碎后同入锅中,加水煎煮1小时,去渣取汁,与沸水同入泡足桶中,先熏蒸后泡足30分钟,每晚1次。20天为1个疗程。

功效:祛风除湿,消肿止痛。主治下肢风寒湿痹。

方7 草乌白芷方

组成:生草乌10克,白芷15克,路路通30克,皂角刺20克,樟脑5克。

用法:将以上前 4 味药同入锅中,加水煎煮 40 分钟,去渣取汁,加入研碎的樟脑及沸水,先熏洗后泡足 30 分钟,每晚 1 次。20 天为 1 个疗程。

功效:祛风除湿,消肿止痛。主治下肢风寒湿痹。

方 8　生姜松针方

组成:连皮生姜(切片)50 克,松针 60 克,松节(去粗皮)30 克,连须葱段 30 克。

用法:将以上 4 味药同入锅中,加水煎煮 40 分钟,去渣取汁,与沸水同入泡足桶中,先熏蒸后泡足 30 分钟,每晚 1 次。20 天为 1 个疗程。

功效:祛风除湿,消肿止痛。主治下肢风寒湿痹。

方 9　艾叶桃仁方

组成:艾叶 50 克,桃仁 15 克,红花 10 克,鸡血藤 50 克,透骨草 20 克,食盐 5 克。

用法:将以上前 5 味药同入锅中,加水煎煮 40 分钟,去渣取汁,与沸水及食盐同入泡足桶中,先熏蒸后泡足 30 分钟,每晚 1 次。20 天为 1 个疗程。

功效:祛风除湿,消肿止痛。主治下肢风寒湿痹。

方 10　附子干姜方

组成:制附子 15 克,干姜 50 克,淫羊藿 20 克,花椒 15 克。

用法:将 4 味药同入锅中,加水煎煮 40 分钟,去渣取汁,与沸水同入泡足桶中,先熏蒸后泡足 30 分钟,每晚 1 次。20 天为 1 个疗程。

功效:祛风除湿,消肿止痛。主治下肢风寒湿痹。

方 11　三藤方

组成:络石藤 30 克,鸡血藤 20 克,海风藤 20 克,白酒 50 毫升。

用法:将以上前 3 味药同入锅中,加水煎煮 40 分钟,去渣取汁,与沸水及白酒一同倒入泡足桶中,先熏蒸后泡足 30 分钟,每晚 1 次。20 天为 1 个疗程。

功效:祛风除湿,消肿止痛。主治下肢风寒湿痹。

方 12　二皮方

组成:海桐皮 30 克,五加皮 20 克,千年健 30 克,钻地风 20 克,川芎 15 克,白酒 50 毫升。

用法:将以上前 5 味药同入锅中,加水煎煮 40 分钟,去渣取汁,与沸水及白酒一同倒入泡足桶中,先熏蒸后泡足 30 分钟,每晚 1 次。20 天为 1 个疗程。

功效:祛风除湿,消肿止痛。主治下肢风寒湿痹。

方 13　忍冬藤知柏方

组成:忍冬藤 60 克,知母 15 克,黄柏 15 克,赤芍 20 克,冰片 2 克。

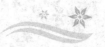

用法:将前 4 味药同入锅中,加水煎煮 30 分钟,与沸水及研碎的冰片同入泡足桶中,先熏蒸后泡足 30 分钟,每晚 1 次。20 天为 1 个疗程。

功效:祛风除湿,清热止痛。主治下肢风湿热痹痛。

方 14 南星白附子方

组成:制天南星 15 克,白附子 20 克,白芥子 15 克,土鳖虫 15 克,皂角刺 20 克,桂枝 50 克,当归 15 克。

用法:将上药入锅加水煎煮 40 分钟,去渣取汁,与沸水同入泡足桶中,先熏蒸后泡足 30 分钟,每晚 1 次。20 天为 1 个疗程。

功效:化痰行瘀,搜风通络。主治慢性风湿性关节炎活动期、类风湿关节晚期的关节肿大疼痛、强直变形者。

2. 足部按摩

(1)按摩的反射区及穴位

反射区:基本反射区(肾、输尿管、膀胱、尿道、腹腔神经丛 5 个),甲状旁腺,脾,盲肠,病变关节对应的反射区(如肘关节、膝关节等),各淋巴结(头颈淋巴结,胸部淋巴结,上、下身淋巴结)等反射区。

穴位:涌泉、太溪、悬钟、委中、足三里、阳陵泉、昆仑、承山等。

(2)按摩的程序与方法

①食指关节刮压基本反射区各 1～2 分钟。

②食指关节点按甲状旁腺、脾、盲肠、阑尾等反射区各

30～50 次。

③拇指按揉病变关节对应的反射区 5～7 分钟。

④拇指按揉各淋巴结反射区各 1～2 分钟。

⑤拇指点按涌泉、太溪、悬钟、委中、足三里、阳陵泉、昆仑、承山等穴各 30～50 次。

⑥重复刮压 5 个基本反射区各 1～2 分钟。

(二十一)足疗防治痛风

痛风为嘌呤代谢障碍性疾病,特点是血清尿酸水平升高,尿酸盐以结晶形式沉积于组织,从而引起急慢性痛风性关节炎反复发作、关节畸形、痛风石沉积、肾结石及慢性间质性肾炎。中年男性发病率高,春秋季多见,半夜起病者居多。本病类似于中医的痹症、历节风等病,多为湿热邪毒侵犯关节肌肉所致,采用清热利湿,消肿散结,通络止痛的药物进行药浴,并与足部按摩相结合有辅助治疗功效。

1. 足部药浴

方 1　归芎乳没方

组成:当归 15 克,川芎 20 克,制乳香 10 克,制没药 10 克,川牛膝 20 克。

用法:将上药入锅,加水煎煮 2 次,每次 30 分钟,合并滤液,与沸水同入泡足桶中,先熏蒸后泡足,每天 2 次,每次 45 分钟。15 天为 1 个疗程。

功效:活血化瘀,散结止痛。主治各类痛风。

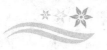

方2　银花藤鸡血藤方

组成:银花藤 25 克,鸡血藤 30 克,独活 15 克,苏木 20 克,乌梢蛇 15 克,白酒 30 毫升。

用法:将上药前 5 味入锅,加水煎煮 2 次,每次 30 分钟,合并滤汁,与沸水及白酒同入泡足桶中,先熏蒸后泡足,每天 2 次,每次 45 分钟。15 天为 1 个疗程。

功效:清热利湿,祛风活血,通络止痛。主治各类痛风,对急性痛风尤为适宜。

方3　樟木柳枝方

组成:樟木屑 60 克,柳树枝 100 克,白酒 50 毫升。

用法:将柳树枝切碎,与樟木屑同入锅中,加水煎煮 30 分钟,去渣取汁,与沸水及白酒同入泡足桶中,先熏蒸后泡足,每天 1 剂,每次 45 分钟。15 天为 1 个疗程。

功效:活血行气,清热利湿,通络止痛。主治各类痛风。

方4　大黄艾叶方

组成:生大黄 20 克,艾叶 60 克,王不留行 15 克,木瓜 20 克,伸筋草 30 克,白芷 15 克。

用法:将上药入锅,加水煎煮 2 次,每次 30 分钟,合并滤液,与沸水同入泡足桶中,先熏蒸后泡足,每天 1 剂,每次 45 分钟。15 天为 1 个疗程。

功效:清热利湿,通经止痛。主治各类痛风,对急性痛风尤为适宜。

方 5　天麻红花方

组成：天麻 15 克，红花 10 克，川牛膝 30 克，豨莶草 50 克。

用法：将上药入锅，加水煎煮 2 次，每次 30 分钟，合并滤液，与沸水同入泡足桶中，先熏蒸后泡足，每天 1 剂，每次 45 分钟。15 天为 1 个疗程。

功效：清热利湿，通经止痛。主治各类痛风，对急性痛风尤为适宜。

方 6　忍冬藤丹参方

组成：忍冬藤 40 克，丹参 30 克，桂枝 15 克，苦参 20 克，五倍子 15 克，乳香 10 克。

用法：将上药入锅，加水煎煮 2 次，每次 30 分钟，合并滤液，与沸水同入泡足桶中，先熏蒸后泡足，每天 1 剂，每次 45 分钟。15 天为 1 个疗程。

功效：清热利湿，通经止痛。主治各类痛风，对急性痛风尤为适宜。

方 7　土茯苓川芎方

组成：土茯苓 50 克，川芎 30 克，银花藤 30 克，威灵仙 50 克。

用法：将上药入锅，加水煎煮 2 次，每次 30 分钟，合并滤

238

液,与沸水同入泡足桶中,先熏蒸后泡足,每天 1 剂,每次 45 分钟。15 天为 1 个疗程。

功效:清热利湿,通经止痛。主治各类痛风,对急性痛风尤为适宜。

方 8　二蛇元胡方

组成:乌梢蛇 20 克,白花蛇 15 克,元胡 30 克,川芎 20 克,桃仁 30 克,白芷 15 克。

用法:将上药入锅,加水煎煮 2 次,每次 30 分钟,合并滤液,与沸水一同倒入泡足桶中,先熏蒸后泡足,每天 1 剂,每次 45 分钟。15 天为 1 个疗程。

功效:搜风通络,行气止痛。主治各类痛风,对慢性痛风,关节变形疼痛者尤为适宜。

2. 足部按摩

(1)按摩的反射区及穴位

反射区:基本反射区(肾、输尿管、膀胱、尿道、腹腔神经丛 5 个),甲状腺,甲状旁腺,肾上腺,肝,胆,脾,胃肠道(胃、胰、十二指肠、小肠、盲肠、升结肠、横结肠、降结肠、乙状结肠和直肠、肛门),脊椎(颈椎、胸椎、腰椎、骶骨、尾骨),病变关节对应的反射区,生殖腺,坐骨神经,各淋巴结(头颈淋巴结,胸部淋巴结,上、下身淋巴结)等反射区。

穴位:侠溪、丘墟、陷谷、内庭、足三里、然谷、太溪、昆仑等。

(2)按摩的程序与方法

①食指关节刮压基本反射区共 5～7 分钟。

②食指关节刮压甲状腺反射区 20～30 次。

③食指关节点按甲状旁腺、肾上腺反射区各 30～50 次。

④食指关节按揉肝、胆、脾、胃肠道、脊椎、生殖腺、坐骨神经等反射区各 20～30 分钟。

⑤拇指按揉病变关节对应的反射区 3～5 分钟。

⑥拇指点按侠溪、丘墟、陷谷、内庭、足三里、然谷、太溪、至阴、昆仑等穴各 30～50 次。

⑦重复刮压 5 个基本反射区各 2～3 分钟。

(二十二) 足疗防治贫血

贫血是指由于各种不同的原因,引起人体单位容积循环血液中的红细胞(RBC)数低于正常水平(男性少于 4.0×10^{12}/升,女性少于 3.5×10^{12}/升)或血红蛋白(Hb)量低于正常水平(男性低于 120 克/升,女性低于 110 克/升)者,贫血是造血系统疾病中最为常见的疾病。贫血的临床症状有面色苍白,呼吸短促,失眠心慌,头晕耳鸣,健忘食少,月经量少,舌淡脉细等。足部药浴、足部按摩,可以通过药浴及相应反射区穴位的刺激,调整内脏造血功能,达到生血、补血的目的。

1. 足部药浴

方 1　当归鸡血藤方

组成:当归 20 克,鸡血藤 30 克,川芎 15 克。

用法:将以上 3 味药入锅加水适量,煎煮 30 分钟,去渣取汁,与3 000毫升沸水同入泡足桶中,先熏蒸后泡足,每晚1次,每次30分钟。15天为1个疗程。

功效:补血养血。主治各类贫血。

方2　制首乌仙鹤草方

组成:制何首乌30克,仙鹤草40克,皂矾60克。

用法:先将皂矾打碎,入锅加水适量,煎煮30分钟,再加入制何首乌、仙鹤草,煎煮30分钟,去渣取汁,与3 000毫升沸水同入泡足桶中,先熏蒸后泡足,每晚1次,每次30分钟。15天为1个疗程。

功效::补血养血。主治各类贫血。

2. 足部按摩

(1)按摩的反射区及穴位

反射区:基本反射区(肾、输尿管、膀胱、尿道、腹腔神经丛5个),心,肺,脾,胃,胰,十二指肠,小肠,大肠(包括盲肠、阑尾、升结肠、横结肠、降结肠、乙状结肠和直肠、肛门),肝,胆,甲状腺,甲状旁腺,各淋巴结(头颈淋巴结,胸部淋巴结,上、下身淋巴结),生殖腺,脊椎(颈椎、胸椎、腰椎、骶骨、尾骨)等反射区。

穴位:涌泉、足三里、三阴交、太溪、上巨虚、下巨虚等。

(2)按摩的程序与方法

①食指刮压基本反射区各2～3分钟,重点按揉肾反射区。

②拇指指腹推压或按揉甲状旁腺、甲状腺、肺、胃、胰、十二指肠、小肠、大肠、生殖腺等反射区各30～50次。

③食指关节点按肝、胆、脾、各淋巴结等反射区各 1 分钟。

④拇指指腹推压脊椎反射区 2～3 分钟。

⑤拇指按揉涌泉、足三里、三阴交、太溪、上巨虚、下巨虚等穴各 50 次。

⑥重复刮压 5 个基本反射区各 2～3 分钟。

(二十三) 足疗防治血小板减少性紫癜

血小板减少性紫癜系血小板减少,即检查血小板计数(BPC)低于 $100×10^9$/升,是内科出血性疾病中一种常见的疾病,临床表现为自发性皮肤瘀点和瘀斑、黏膜(和内脏)出血,如鼻出血和牙龈出血,口腔黏膜及舌出现紫血疱。严重者血小板计数可不足 20 000/毫米^3。急性重症患者可有胃肠道、泌尿道甚至颅内出血;慢性患者多以某一部位的反复出血为特征,往往导致贫血。血小板减少性紫癜分为原发性和继发性两大类。原发性血小板减少性紫癜罕见,临床多为继发性血小板减少性紫癜。继发性有明确引起血小板减少的病因,如药物、恶性肿瘤骨髓浸润、感染、尿毒症、电离辐射、某些血液病、叶酸或维生素 B_{12} 缺乏、脾大等。对于血小板减少性紫癜的治疗,应积极寻找发病原因,去除病因,配合足部药浴与足部按摩有辅助治疗作用。

1. 足部药浴

方 1　仙鹤草墨旱莲方

组成:仙鹤草 50 克,墨旱莲 40 克,苋菜 100 克。

用法:将 3 味药洗净、切碎,同入锅中,加水适量,煎煮 30 分钟,去渣取汁。与 3 000 毫升温沸水同入泡足桶中,浸泡双足,每天 1~2 次,每次 20 分钟,药浴温度保持在 30℃～40℃为宜。15 天为 1 个疗程。

功效:滋阴养血,止血去斑。主治各种血小板减少性紫癜。

方 2　生地丹皮方

组成:生地黄 20 克,牡丹皮 15 克,鲜藕节 100 克。

用法:将以上 3 味药洗净、切碎,同入锅中,加水适量,煎煮 30 分钟,去渣取汁。与 3 000 毫升温沸水同入泡足桶中,浸泡双足,每天 1~2 次,每次 20 分钟,药浴温度保持在 30℃～40℃为宜。15 天为 1 个疗程。

功效:滋阴凉血,清热止血。主治各种血小板减少性紫癜,伴鼻出血、牙龈出血、心烦及大便干结者尤为适宜。

方 3　白茅根马兰头方

组成:白茅根 100 克,马兰头 80 克,鲜小蓟 60 克。

用法:将以上 3 味药洗净、切碎,同入锅中,加水适量,煎煮 30 分钟,去渣取汁,与 3 000 毫升温沸水同入泡足桶中,浸泡双足,每天 1~2 次,每次 20 分钟,药浴温度保持在 30℃～40℃为宜。15 天为 1 个疗程。

功效:滋阴凉血,清热止血。主治各种血小板减少性紫癜,伴鼻出血、牙龈出血、心烦、大便干结者尤为适宜。

方 4　土大黄藕节方

组成:土大黄 100 克,藕节 150 克,紫珠草 30 克。

用法:将以上 3 味药洗净、切碎,同入锅中,加水适量,煎煮 30 分钟,去渣取汁。与 3 000 毫升温沸水同入泡足桶中,浸泡双足,每天 1～2 次,每次 20 分钟,药浴温度不宜过高,保持在 30℃～40℃为宜。15 天为 1 个疗程。

功效:滋阴凉血,清热止血。主治各种血小板减少性紫癜,伴鼻出血、牙龈出血、心烦、大便干结者尤为适宜。

2. 足部按摩

(1)按摩的反射区及穴位

反射区:基本反射区(肾、输尿管、膀胱、尿道、腹腔神经丛 5 个),甲状腺,甲状旁腺,肺,心,脾,肝,胆,胃,胰,十二指肠,小肠,大肠(包括盲肠、升结肠、横结肠、降结肠、乙状结肠和直肠、肛门),脊椎(颈椎、胸椎、腰椎、骶骨、尾骨),生殖腺,各淋巴结(头颈淋巴结,胸部淋巴结,上、下身淋巴结),膈等反射区。

穴位:足三里、三阴交、阴陵泉、太溪等。

(2)按摩的程序与方法

①食指刮压基本反射区各 1～2 分钟。

②拇指推按甲状腺反射区 30 次。

③点按甲状腺反射区 30～50 次。

④刮压肺反射区 30～50 次。

⑤点按心、脾、肝、胆等反射区各 1～2 分钟。

⑥刮压胃、胰、十二指肠、小肠、大肠等反射区各 30～50次。

⑦推按脊椎、生殖腺反射区各 30～50 次。

⑧双食指刮压膈反射区 30 次。

⑨点按各淋巴结反射区各 1～2 分钟。

⑩点按足三里、三阴交、阴陵泉、太溪等穴各 30～50 分钟。

⑪重复刮压 5 个基本反射区各 1～2 分钟。

(二十四)足疗防治水肿

水肿是指体内水液潴留,泛滥肌肤,引起头面、眼睑、四肢、腹部,甚至全身水肿,类似于现代医学所指的全身性水肿,包括心、肝、肾等脏器的病变及营养不良、内分泌失调及功能性等原因引起的水肿在内。心源性水肿、肝源性水肿的重症病人足浴时忌水温过高,以防发生意外。其他水肿,尤其以下肢水肿为主者均可采用足部药浴及足部按摩。

1. 足部药浴

方 1　麻黄桂枝浮萍方

组成:麻黄 15 克,桂枝 20 克,浮萍 150 克,车前子 50克,白酒 50 毫升。

用法:将以上前 4 味药入锅,加水煎煮 30 分钟,去渣取汁,与 3 000 毫升沸水及白酒一同倒入泡足桶中,先熏蒸后泡足 30～40 分钟,每晚 1 次。7 天为 1 个疗程。

功效:疏风发表,渗湿利水。主治各种下肢水肿。

方 2　四皮汤

组成:茯苓皮 30 克,五加皮 20 克,大腹皮 20 克,生姜皮 15 克。

用法:将以上药物入锅,加水适量,煎煮 30 分钟,去渣取汁,与 3 000 毫升沸水一同倒入泡足桶中,先熏蒸后泡足 30～40 分钟,每晚 1 次。7 天为 1 个疗程。

功效:健脾行气,渗湿利水。主治各种下肢水肿。

方 3　麻黄防己方

组成:麻黄 20 克,防己 15 克,车前草 30 克,玉米须 100 克,冰片 2 克。

用法:将以上前 4 味药入锅,加水煎煮 30 分钟,去渣取汁,调入研成细粉的冰片,与 3 000 毫升沸水一同倒入泡足桶中,先熏蒸后泡足 30～40 分钟,每晚 1 次。7 天为 1 个疗程。

功效:疏风发表,渗湿利水。主治各种下肢水肿。

方 4　冬瓜皮白茅根方

组成:干冬瓜皮 100 克,白茅根 60 克,葫芦瓢 100 克,马鞭草 30 克,白酒 50 毫升。

用法:将以上前 4 味药入锅,加水煎煮 30 分钟,去渣取汁,与 3 000 毫升沸水及白酒一同倒入泡足桶中,先熏蒸后泡足 30～40 分钟,每晚 1 次。7 天为 1 个疗程。

功效:疏风发表,渗湿利水。主治各种下肢水肿。

方 5　桂枝二苓方

组成:桂枝 30 克,猪苓 20 克,茯苓 20 克,制附子 15 克,泽泻 15 克,干姜 30 克。

用法:将以上 6 味药入锅,加水煎煮 30 分钟,去渣取汁,与 3 000 毫升沸水一同倒入泡足桶中,先熏蒸后泡足 30～40 分钟,每晚 1 次。7 天为 1 个疗程。

功效:健脾温肾,通阳利水。主治下肢水肿,日久不愈。

方 6　车前子浮萍方

组成:车前子 30 克,浮萍 200 克(干品 100 克),生姜 30 克。

用法:将以上 3 味药同入锅中,加水适量,煎煮 30 分钟,去渣取汁,与沸水同入泡足桶中,先熏蒸后泡足 30～40 分钟,并配合足底按摩,每天 1 次。7 天为 1 个疗程。

功效:利水消肿。主治各种下肢水肿,对功能性水肿、营养不良性水肿及内分泌性水肿尤为适宜。

方 7　马鞭草葫芦瓢方

组成:马鞭草 150 克(干品 75 克),葫芦瓢 100 克,白茅根 100 克。

用法:将以上 3 味药同入锅中,加水适量,煎煮 30 分钟,去渣取汁,与沸水同入泡足桶中,先熏后泡足 30～40 分钟,并配合足部按摩,每天 1 次。7 天为 1 个疗程。

功效:利水消肿。主治各种下肢水肿,对功能性水肿、营养不良性水肿及内分泌性水肿尤为适宜。

方8　泽泻车前草方

组成:泽泻30克,车前草100克(干品50克),玉米须50克。

用法:将以上3味药同入锅中,加水适量,煎煮30分钟,去渣取汁,与沸水同入泡足桶中,先熏蒸后泡足30～40分钟,并配合足部按摩,每天1次。7天为1个疗程。

功效:利水消肿。主治各种下肢水肿,对功能性水肿、营养不良性水肿及内分泌性水肿尤为适宜。

方9　牵牛子商陆方

组成:牵牛子30克,商陆10克,五加皮20克,辣椒30克。

用法:将以上3味药同入锅中,加水适量,煎煮30分钟,去渣取汁,与沸水同入泡足桶中,先熏蒸后泡足30～40分钟,并配合足底按摩,每天1次。7天为1个疗程。

功效:利水消肿。主治各种下肢水肿,对功能性水肿、营养不良性水肿及内分泌性水肿尤为适宜。

2. 足部按摩

(1)按摩的反射区及穴位

反射区:基本反射区(肾、输尿管、膀胱、尿道、腹腔神经丛5个),肾上腺,甲状腺,肺,心,肝,脾,内耳(迷路),胸部,胸腺,各淋巴结(头颈淋巴结,胸部淋巴结,上、下身淋巴结)

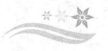

等反射区。

穴位:涌泉、仆参、地机、三阴交、阴陵泉、足三里等。

(2)按摩的程序与方法

①食指关节刮压基本反射区各 1～2 分钟。

②食指关节点按肾上腺反射区 30～50 次。

③食指关节刮压甲状腺、肺反射区各 30～50 次。

④拇指按揉或刮压肾、心、肝、脾、内耳(迷路)、胸部、胸腺等反射区各 3～5 分钟。

⑤拇指按揉各淋巴结反射区共 1～2 分钟。

⑥拇指点按涌泉、仆参、地机、三阴交、阴陵泉、足三里等穴各 30～50 次。

⑦重复刮压 5 个基本反射区各 1～2 分钟。

四、足疗防治外科病症

（一）足疗防治丹毒

丹毒是一种突然发生的皮肤鲜红成片,色如涂丹,迅速蔓延的皮肤或黏膜的网状淋巴管的急性感染性疾病。可发于全身各处,但以小腿最为多见,俗称"流火"。局部皮肤呈鲜红色肿胀,稍稍高于周围皮肤,边界清楚,灼热疼痛,一般不化脓。可伴附近淋巴结肿大和压痛。起病时可突发寒战,高热,周身不适,饮食不香等全身症状。足部药浴及足部按摩对下肢丹毒有较好疗效。

1. 足部药浴

方1 大青叶紫花地丁方

组成:大青叶 50 克,紫花地丁 40 克,蒲公英 40 克,车前子 30 克,赤芍 20 克。

用法:将以上药物入锅,加水适量,煎煮 30 分钟,去渣取汁,放置药汁至微温时浸泡患肢 30 分钟,每天 2 次。7 天为1 个疗程。

功效:清热利湿,凉血解毒。主治下肢丹毒。

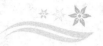

方 2　板蓝根马齿苋方

组成:板蓝根 50 克,马齿苋 100 克,川芎 15 克。

用法:将以上药物入锅,加水适量,煎煮 30 分钟,去渣取汁,放置药汁至微温时浸泡患肢 30 分钟,每天 2 次。7 天为 1 个疗程。

功效:清热利湿,凉血解毒。主治下肢丹毒。

方 3　地黄知柏方

组成:生地黄 30 克,知母 20 克,黄柏 20 克,牡丹皮 15 克,赤芍 15 克,车前子 30 克。

用法:将以上药物入锅,加水适量,煎煮 30 分钟,去渣取汁,放置药汁至微温时浸泡患肢 30 分钟,每天 2 次。7 天为 1 个疗程。

功效:清热利湿,凉血解毒。主治下肢丹毒。

方 4　萆薢薏仁方

组成:萆薢 30 克,生薏苡仁 60 克,防己 15 克,泽泻 15 克,紫花地丁 50 克,白芷 10 克。

用法:将以上药物入锅,加水适量,煎煮 30 分钟,去渣取汁,放置药汁至微温时浸泡患肢 30 分钟,每天 2 次。7 天为 1 个疗程。

功效:清热解毒,利水消肿。主治下肢丹毒,局部红热已退,肿胀长期不消。

方 5　苍术黄柏方

组成：苍术 30 克，黄柏 20 克，马齿苋 100 克，川芎 15 克。

用法：将以上药物入锅，加水适量，煎煮 30 分钟，去渣取汁，放置药汁至微温时浸泡患肢 30 分钟，每天 2 次。7 天为 1 个疗程。

功效：清热燥湿，利湿解毒。主治下肢丹毒。

方 6　大蒜芒硝方

组成：生大蒜头 200 克，芒硝 20 克。

用法：将生大蒜头捣烂，与芒硝一同放入 3 000 毫升温水中浸泡，清洗患肢，每天 2 次。7 天为 1 个疗程。

功效：解毒燥湿，清热消肿。主治下肢丹毒。

方 7　乌桕叶松针方

组成：鲜乌桕叶 100 克（干品 60 克），鲜松针 100 克（干品 60 克），鲜桑叶 80 克（干品 50 克），白芷 15 克。

用法：将以上药物入锅，加水适量，煎煮 30 分钟，去渣取汁，放置药汁至微温时浸泡患肢 30 分钟，每天 2 次。7 天为 1 个疗程。

功效：清热燥湿，利湿解毒。主治下肢丹毒。

方 8　侧柏叶大黄方

组成：鲜侧柏叶 200 克（干品 100 克），生大黄 20 克，黄

柏15克,薄荷(后下)10克,蒲公英30克。

用法:将以上药物入锅,加水适量,煎煮30分钟,去渣取汁,放置药汁至微温时浸泡患肢30分钟,每天2次。7天为1个疗程。

功效:清热燥湿,利湿解毒。主治下肢丹毒。

方9　野菊花土茯苓方

组成:野菊花30克,土茯苓50克,银花藤30克,赤芍15克,牡丹皮15克,透骨草30克。

用法:将以上药物入锅,加水适量,煎煮30分钟,去渣取汁,放置药汁至微温时浸泡患肢30分钟,每天2次。7天为1个疗程。

功效:清热燥湿,利湿解毒。主治下肢丹毒。

2. 足部按摩

(1)按摩的反射区及穴位

反射区:肾,输尿管,膀胱,尿道,甲状腺,甲状旁腺,肺,心,脾,肝,肾上腺,胃,胰,十二指肠,小肠,大肠(包括盲肠、升结肠、横结肠、降结肠、乙状结肠和直肠、肛门),各淋巴结(头颈淋巴结,胸部淋巴结,胸腺,上、下身淋巴结等),生殖腺等反射区。

穴位:涌泉、公孙、太白、三阴交、阴陵泉、解溪等。

(2)按摩的程序与方法

①食指关节刮压肾、输尿管、膀胱、尿道等反射区共3～5分钟。

②拇指指腹按揉甲状腺、甲状旁腺反射区,并点按肾上腺反射区各 30~50 次。

③食指关节刮压肺反射区 1~2 分钟,食指关节点按心、肝、脾等反射区各 1~2 分钟。

④食指关节刮压胃肠道反射区共 5 分钟。

⑤拇指按揉各淋巴结、生殖腺反射区各 20~30 次。

⑥拇指点按涌泉、公孙、太白、三阴交、阴陵泉、解溪穴各 30~50 次。

⑦重复刮压肾、输尿管、膀胱、尿道反射区各 2~3 分钟。

(二)足疗防治慢性骨髓炎

慢性骨髓炎是因急性骨髓炎治疗不及时或治疗不当迁延而成,多有开放性损伤合并局部感染史或急性骨髓炎病史。病程较长者,患肢增粗变硬,窦道周围皮肤呈瘢痕化,有色素沉着,患肢关节炎多有不同程度的功能障碍。本病病程较长,可达数年或数十年之久。足部药浴疗法可使局部血管充血,血流加速,有利于患部血液的灌流和损伤组织的修复。在手术和药物治疗的同时,配合足部药浴与足部按摩疗法可提高疗效。

1. 足部药浴

方 1 三黄一花方

组成:黄连 10 克,黄柏 15 克,黄芩 20 克,金银花 30 克。

用法:将以上 4 味药同入锅中,加水适量,煎煮 30 分钟,去渣取汁,倒入泡足桶中,泡足 30 分钟,每晚 1 次。20 天为 1 个疗程。

功效:清热解毒,泻火燥湿。主治胫踝部及趾骨慢性骨髓炎。

方 2　芙蓉叶野菊花方

组成:鲜芙蓉叶 500 克(干品 200 克),鲜野菊花 300 克,川芎 30 克。

用法:将以上 3 味药同入锅中,加水适量,煎煮 30 分钟,去渣取汁,倒入泡足桶中,泡足 30 分钟,每晚 1 次。20 天为 1 个疗程。

功效:清热解毒,活血止痛。主治胫踝部及趾骨慢性骨髓炎。

方 3　知柏硼酸方

组成:知母 30 克,黄柏 30 克,硼酸 10 克。

用法:将知母、黄柏同入锅中,加水适量,煎煮 30 分钟,去渣取汁,趁热调入硼酸,待硼酸溶化后倒入泡足桶中,泡足 30 分钟,每晚 1 次。20 天为 1 个疗程。

功效:清热解毒,活血止痛。主治胫踝部及趾骨慢性骨髓炎。

方 4　土茯苓甘草方

组成:土茯苓 60 克,生甘草 10 克,食盐 10 克。

用法:将土茯苓、甘草同入锅中加水适量煎煮30分钟,去渣取汁,趁热调入食盐,待盐溶化后倒入泡足桶中,泡足30分钟,每晚1次。20天为1个疗程。

功效:清热解毒,泻火燥湿。主治胫踝部及趾骨慢性骨髓炎。

2. 足部按摩

(1)按摩的反射区及穴位

反射区:基本反射区(肾、输尿管、膀胱、尿道4个),大脑,甲状腺,甲状旁腺,心,脾,肝,胆,各淋巴结(头颈淋巴结,胸部淋巴结,胸腺,上、下身淋巴结等),脊椎(颈椎、胸椎、腰椎、骶骨、尾骨),生殖腺、病变关节相对应的反射区等。

穴位:涌泉、绝骨(悬钟)、足三里、三阴交、阴陵泉等。

(2)按摩的程序与方法

①食指关节刮压基本反射区各1～2分钟,并重点按压肾反射区2～3分钟。

②食指关节点按大脑、甲状腺、甲状旁腺等反射区各1分钟。

③食指关节点按心、脾、肝、胆等反射区各30～50次。

④拇指按揉各淋巴结、生殖腺反射区各20～30次。

⑤拇指推压脊椎反射区共3～5分钟。

⑥拇指点按涌泉、绝骨(悬钟)、足三里、三阴交、阴陵泉等穴各1分钟。

⑦重复刮压4个基本反射区各1～2分钟。

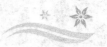

（三）足疗防治雷诺病

雷诺病中医学属"痹证"范畴，又称"手足青紫症"，是指血管神经功能紊乱所引起的肢端小动脉阵发性痉挛性疾病，又称"肢端动脉痉挛病"。以阵发性四肢末端（主要是手指）对称的间歇苍白、发绀和潮红为其临床特点，常常因为情绪激动或受寒而诱发，多见于青年女性。足部药浴疗法及足部按摩对本病有一定疗效。

1. 足部药浴

方 1　赤芍细辛方

组成：赤芍 30 克，细辛 20 克，鸡血藤 60 克。

用法：将以上 6 味药同入锅中，加水适量煎煮 30 分钟，去渣取汁倒入泡足桶中，先用纱布蘸温水反复清洗双手，再浸泡双足 30 分钟，每晚 1 次。15 天为 1 个疗程。

功效：温经散寒，化瘀通络，解痉止痛。主治雷诺病。

方 2　三棱川草乌方

组成：三棱 30 克，制川乌 20 克，制草乌 20 克，透骨草 60 克。

用法：将以上各味药同入锅中，加水适量煎煮 30 分钟，去渣取汁，倒入泡足桶中，先用纱布蘸温水反复清洗双手，再浸泡双足 30 分钟，每晚 1 次。15 天为 1 个疗程。

功效：温经散寒，化瘀通络，解痉止痛。主治雷诺病。

方 3　川椒桃仁方

组成:川椒 30 克,桃仁 50 克,苏木 40 克,桂枝 30 克。

用法:将以上各味药同入锅中,加水适量煎煮 30 分钟,去渣取汁,倒入泡足桶中,先用纱布蘸温水反复清洗双手,再浸泡双足 30 分钟,每晚 1 次。15 天为 1 个疗程。

功效:温经散寒,化瘀通络,解痉止痛。主治雷诺病。

方 4　二仙路路通方

组成:仙茅 30 克,淫羊藿 20 克,桂枝 20 克,路路通 50 克,川芎 30 克。

用法:将以上各味药同入锅中,加水适量煎煮 30 分钟,去渣取汁,倒入泡足桶中,先用纱布蘸温水反复清洗双手,再浸泡双足 30 分钟,每晚 1 次。15 天为 1 个疗程。

功效:温经散寒,化瘀通络,解痉止痛。主治雷诺病。

方 5　水蛭土鳖虫方

组成:水蛭 30 克,土鳖虫 20 克,桃仁 30 克,红花 15 克,地龙 30 克,川牛膝 20 克。

用法:将以上 6 味药同入锅中,加水适量煎煮 30 分钟,去渣取汁,倒入泡足桶中,先用纱布蘸温水反复清洗双手,再浸泡双足 30 分钟,每晚 1 次。15 天为 1 个疗程。

功效:活血破瘀,通络止痛。主治雷诺病。

方6 透骨草苏木方

组成:透骨草 40 克,苏木 20 克,当归尾 20 克,赤芍 15克,川牛膝 15 克,白芷 10 克。

用法:将以上各味药同入锅中,加水适量煎煮 30 分钟,去渣取汁,倒入泡足桶中,先用纱布蘸温水反复清洗双手,再浸泡双足 30 分钟,每晚 1 次。15 天为 1 个疗程。

功效:活血破瘀,通络止痛。主治雷诺病。

方7 海桐皮乳没方

组成:海桐皮 50 克,乳香 10 克,没药 10 克,姜黄 15 克,川牛膝 30 克,威灵仙 30 克。

用法:将以上各味药同入锅中,加水适量煎煮 30 分钟,去渣取汁,倒入泡足桶中,先用纱布蘸温水反复清洗双手,再浸泡双足 30 分钟,每晚 1 次。15 天为 1 个疗程。

功效:活血破瘀,通络止痛。主治雷诺病。

2. 足部按摩

(1)按摩的反射区及穴位

反射区:基本反射区(肾、输尿管、膀胱、尿道、腹腔神经丛 5 个),肺,肝,胆,胃肠道(胃、胰、十二指肠、小肠、盲肠、升结肠、横结肠、降结肠、乙状结肠和直肠、肛门),心,脾,各淋巴结(头颈淋巴结,胸部淋巴结,上、下肢淋巴结,胸腺),上、下肢,生殖腺,坐骨神经,肾上腺等反射区。

穴位:内庭、冲阳、丘墟、侠溪、三阴交、足三里、阳陵泉、

阴陵泉等穴位。

（2）按摩的程序与方法

①食指关节刮压基本反射区共1～2分钟。

②食指关节刮压肺反射区30～50次。

③拇指指端点按肾上腺反射区30～50次。

④拇指指腹按揉心、脾、肝、胆、胃肠道、生殖腺等反射区各1～2分钟。

⑤拇指指腹推压上、下淋巴结，坐骨神经等反射区各1～2分钟。

⑥食指关节按揉胸腺，头颈淋巴结，胸部淋巴结，上、下肢淋巴结等反射区各1～2分钟。

⑦食指关节点按内庭、冲阳、丘墟、侠溪、三阴交、足三里、阳陵泉、阴陵泉等穴各30～50次。

⑧重复刮压基本反射区共1～2分钟。

（四）足疗防治血栓闭塞性脉管炎

血栓闭塞性脉管炎的病人几乎都是男性，年龄在25～45岁。好发于四肢末端，尤以下肢为多，呈慢性过程。早期患肢怕冷，有麻木感，足部、小腿有不定性疼痛，出现间歇性跛行，主要是患肢缺血。中期患肢温度显著降低、怕冷，有营养障碍现象。患肢有持续性疼痛，以夜间为甚。患者在卧位时，将患肢抬高皮肤即呈苍白色，患肢放低时即呈红紫色。足背动脉及胫后动脉的搏动逐渐微弱消失。后期疼痛逐渐加重，足趾发生溃疡或坏死（多为干性）。如并发感染，则局

四、足疗防治外科病症

部伴有红肿,疼痛更加剧烈,并可能出现全身症状。足部药浴与足部按摩相结合,对本病有一定疗效。

1. 足部药浴

方 1　当归独活方

组成:当归 20 克,独活 30 克,威灵仙 50 克,桂枝 30 克,川芎 20 克。

用法:将以上药物同入锅中,加水适量,煎煮 40 分钟,去渣取汁,倒入泡足桶中,先熏蒸后泡足 30 分钟,每晚 1 次。20 天为 1 个疗程。

功效:活血通络,温经散寒。主治早、中期血栓闭塞性脉管炎。

方 2　党参牛膝方

组成:党参 30 克,川牛膝 60 克,丹参 20 克,桂枝 30 克,川芎 20 克。

用法:将以上药物同入锅中,加水适量,煎煮 40 分钟,去渣取汁,倒入泡足桶中,先熏蒸后泡足 30 分钟,每晚 1 次。20 天为 1 个疗程。

功效:补气活血,通络止痛。主治各期血栓闭塞性脉管炎。

方 3　丹参乌梢蛇方

组成:丹参 30 克,牡丹皮 20 克,乌梢蛇 50 克,黄药子 30

克,黄柏 20 克。

用法:将以上药物同入锅中,加水适量,煎煮 40 分钟,去渣取汁,倒入泡足桶中,先熏蒸后泡足 30 分钟,每晚 1 次。20 天为 1 个疗程。

功效:活血通络,祛风止痛。主治血栓闭塞性脉管炎合并游走性静脉炎。

方 4 川椒川乌方

组成:川椒 20 克,制川乌 30 克,透骨草 50 克,桑枝 60克,桂枝 30 克,艾叶 50 克,川芎 20 克。

用法:将以上药物同入锅中,加水适量,煎煮 40 分钟,去渣取汁,倒入泡足桶中,先熏蒸后泡足 30 分钟,每晚 1 次。20 天为 1 个疗程。

功效:温经散寒,活血祛风。主治血栓闭塞性脉管炎,患肢发凉发冷,寒象明显者。

方 5 玄参蒲公英方

组成:玄参 30 克,蒲公英 60 克,紫花地丁 50 克,白蔹 30克,土茯苓 50 克。

用法:将以上药物同入锅中,加水适量,煎煮 40 分钟,去渣取汁,倒入泡足桶中,先熏蒸后泡足 30 分钟,每晚 1 次。20 天为 1 个疗程。

功效:清热解毒,消肿止痛。主治血栓闭塞性脉管炎中、晚期,患肢肿胀灼热、疼痛明显者。

方 6　二草二乌方

组成:透骨草 30 克,伸筋草 30 克,制川乌 15 克,制草乌 15 克,地龙 30 克,水蛭 15 克,桂枝 20 克,苏木 15 克,桃仁 30 克,当归 15 克。

用法:将以上药物同入锅中,加水适量,煎煮 40 分钟,去渣取汁,倒入泡足桶中,先熏蒸,后泡足 30 分钟,每晚 1 次。20 天为 1 个疗程。

功效:活血通络,温经散寒。主治早、中期血栓闭塞性脉管炎。

方 7　苏木苍术方

组成:苏木 20 克,苍术 30 克,芒硝 60 克。

用法:将以上药物同入锅中,加水适量,煎煮 40 分钟,去渣取汁,倒入泡足桶中,先熏蒸,后泡足 30 分钟,每晚 1 次。20 天为 1 个疗程。

功效:活血除湿,泻热止痛。主治血栓闭塞性脉管炎,患肢灼热肿痛。

2. 足部按摩

(1)按摩的反射区及穴位

反射区:基本反射区(肾、输尿管、膀胱、尿道、腹腔神经丛 5 个),垂体,甲状腺,甲状旁腺,肾上腺,肺,心,脾,肝,胃肠道(胃、胰、十二指肠、小肠、盲肠、升结肠、横结肠、降结肠、乙状结肠和直肠、肛门),前列腺(子宫),脊椎(颈椎、胸椎、腰

椎、骶骨、尾骨),大腿,膝,坐骨神经,各淋巴结(头颈淋巴结,胸部淋巴结,上、下身淋巴结),膈等反射区。

穴位:三阴交、足三里、涌泉、阴陵泉等。

(2)按摩的程序与方法

①食指关节刮压基本反射区共 2～3 分钟。

②食指关节点按或按揉垂体、甲状腺、甲状旁腺等反射区各 20～30 次。

③食指关节刮压肺反射区 1 分钟,点按心、脾、肝反射区各 1～2 分钟。

④食指关节刮压胃肠道反射区共约 2 分钟,前列腺(子宫)反射区 30～50 次。

⑤拇指推压脊椎、坐骨神经反射区各 30～50 次,食指关节刮压大腿、膝反射区各 30～50 次。

⑥拇指按压各淋巴结、膈反射区各 30～50 次。

⑦拇指点按三阴交、足三里、涌泉、阴陵泉穴各 1 分钟。

⑧重复刮压 5 个基本反射区共 2～3 分钟。

(五)足疗防治下肢静脉曲张

下肢静脉曲张多见体力劳动者或长期站立者,好发于中老年人,临床上以大隐静脉或小隐静脉曲张多见,表现为下肢肿胀疼痛、瘙痒、色素沉着、溃疡、蚯蚓状血管团块等。发病机制为静脉瓣膜功能损害,血液倒流所致,病情严重者,现代医学多采取手术治疗。属中医学"筋瘤"范畴,多为肝郁气滞、气滞血瘀等引起,足部药浴及足部按摩对本病有

较好疗效。

1. 足部药浴

方1　生大黄附子方

组成:生大黄 30 克,制附子 30 克,细辛 15 克。

用法:将以上药物同入锅中,加水适量,煎煮 30 分钟,去渣取汁,倒入泡足桶中,先熏蒸,后泡足 30 分钟,每晚 1 次。20 天为 1 个疗程。

功效:活血化瘀,温经散寒。主治各类下肢静脉曲张。

方2　松节苏木方

组成:松节 15 克,苏木 40 克,川牛膝 30 克,川椒 20 克。

用法:将以上药物同入锅中,加水适量,煎煮 30 分钟,去渣取汁,倒入泡足桶中,先熏蒸,后泡足 30 分钟,每晚 1 次。20 天为 1 个疗程。

功效:活血化瘀,温经散寒。主治各类下肢静脉曲张。

方3　五加皮细辛方

组成:五加皮 30 克,络石藤 50 克,鸡血藤 50 克,伸筋草 20 克,细辛 10 克。

用法:将以上药物同入锅中,加水适量,煎煮 30 分钟,去渣取汁,倒入泡足桶中,先熏蒸,后泡足 30 分钟,每晚 1 次。20 天为 1 个疗程。

功效:活血祛风,化瘀通络。主治各类下肢静脉曲张。

方 4　川芎血竭方

组成:川芎 30 克,血竭 10 克,乳香 15 克,没药 15 克。

用法:将以上药物同入锅中,加水适量,煎煮 30 分钟,去渣取汁,倒入泡足桶中,先熏蒸,后泡足 30 分钟,每晚 1 次。20 天为 1 个疗程。

功效:活血化瘀,通络消肿。主治下肢静脉曲张。

方 5　豨莶草川椒方

组成:豨莶草 60 克,川椒 15 克,银花藤 50 克,川芎 15 克。

用法:将以上药物同入锅中,加水适量,煎煮 30 分钟,去渣取汁,倒入泡足桶中,先熏蒸,后泡足 30 分钟,每晚 1 次。20 天为 1 个疗程。

功效:活血化瘀,通络消肿。主治下肢静脉曲张。

方 6　生大黄附子方

组成:生大黄 30 克,制附子 30 克,细辛 10 克,赤芍 15 克。

用法:将以上药物同入锅中,加水适量,煎煮 30 分钟,去渣取汁,倒入泡足桶中,先熏蒸,后泡足 30 分钟,每晚 1 次。20 天为 1 个疗程。

功效:活血化瘀,通络消肿。主治下肢静脉曲张。

方 7　当归伸筋草方

组成：当归尾 20 克，川芎 15 克，赤芍 20 克，桂枝 30 克，艾叶 20 克。

用法：将以上药物同入锅中，加水适量，煎煮 30 分钟，去渣取汁，倒入泡足桶中，先熏蒸，后泡足 30 分钟，每晚 1 次。20 天为 1 个疗程。

功效：活血化瘀，通络消肿。主治下肢静脉曲张。

2. 足部按摩

（1）按摩的反射区及穴位

反射区：基本反射区（肾、输尿管、膀胱、尿道、腹腔神经丛 5 个），肾上腺，甲状旁腺，脾，盲肠，脊椎（颈椎、胸椎、腰椎、骶骨、尾骨），膝关节，髋关节，坐骨神经，腹股沟，下身淋巴结等反射区。

穴位：三阴交、阴陵泉、阳陵泉、足三里、涌泉等。

（2）按摩的程序与方法

①食指关节刮压基本反射区各 1～2 分钟。

②食指关节点按肾上腺、甲状旁腺、脾、盲肠、阑尾等反射区各 30～50 次。

③拇指指腹推按脊柱各区、坐骨神经反射区及食指关节刮压下肢反射区各 3～5 分钟，并用拇指指腹推按膝关节、髋关节、腹股沟等反射区各 30～50 次。

④拇指指腹点按下身淋巴结反射区 30～50 次。

⑤拇指点按三阴交、阳陵泉、阴陵泉、足三里、涌泉等穴

各 30～50 次。

⑥双手掌对合抱小腿两侧,由踝关节向大腿方向单方向推按 5～10 分钟,尤其是重点推按静脉曲张部分。

⑦重复刮压 5 个基本反射区各 1～2 分钟。

(六)足疗防治糖尿病足

糖尿病足又称"糖尿病肢端坏疽",属于中医学"脱疽"范畴,为糖尿病严重并发症之一。多数系糖尿病血管病变引起下肢动脉硬化,病情进一步发展可出现肢端坏疽,早期常常出现下肢疼痛、感觉异常和间歇性跛行等症状,继而发展为肢端大块组织坏死、腐败感染等坏疽症状。本病发展快,病情危重,截肢率高。糖尿病足早期,在服用降血糖药物的同时,配合泡足疗法及足部按摩有一定疗效。

1. 足部药浴

方 1　银花藤丹参方

组成:金银花 20 克,紫丹参 30 克,乳香 15 克,没药 15 克。

用法:将上药入锅,加水煎煮 30 分钟,去渣取汁,与 50℃热水一同倒入泡足桶中,药液须浸至膝关节,每晚泡病足 30 分钟。20 天为 1 个疗程。

功效:清热解毒,活血止痛。主治糖尿病足早期有下肢疼痛跛行者。

方 2　黄柏地龙方

组成:黄柏 30 克,地龙 60 克,水蛭 20 克,苦参 30 克,川芎 15 克。

用法:将上药入锅,加水煎煮 30 分钟,去渣取汁,与 50℃热水一同倒入泡足桶中,药液须浸至膝关节,每晚泡病足 30 分钟。20 天为 1 个疗程。

功效:清热解毒,活血止痛。主治糖尿病足早期有下肢疼痛跛行者。

方 3　黄芪桂枝牛膝方

组成:生黄芪 30 克,桂枝 50 克,川牛膝 40 克,川芎 15 克。

用法:将上药入锅,加水煎煮 30 分钟,去渣取汁,与 50℃热水一同倒入泡足桶中,药液须浸至膝关节,每晚泡病足 30 分钟。20 天为 1 个疗程。

功效:活血通络,行气止痛。主治糖尿病足早期,下肢疼痛、感觉异常者。

方 4　苍术地龙鸡血藤方

组成:苍术 30 克,地龙 20 克,鸡血藤 50 克,川芎 15 克。

用法:将上药入锅,加水煎煮 30 分钟,去渣取汁,与 50℃热水一同倒入泡足桶中,药液须浸至膝关节,每晚泡病足 30 分钟。20 天为 1 个疗程。

功效:健脾燥湿,活血通络。主治糖尿病足早期。

方 5 菟丝子川芎樟脑方

组成:菟丝子 30 克,川芎 20 克,地龙 30 克,苏木 15 克,樟脑 2 克。

用法:将上药前 4 味药同入锅中,加水煎煮 30 分钟,去渣取汁,与 50℃热水及研末的樟脑一同入泡足桶中,药液须浸至膝关节,每晚泡病足 30 分钟。20 天为 1 个疗程。

功效:健脾燥湿,活血通络。主治糖尿病足早期。

方 6 桂枝细辛方

组成:桂枝 30 克,细辛 15 克,红花 15 克,苍术 30 克,黄柏 20 克,土茯苓 30 克,苦参 20 克,毛冬青 50 克,忍冬藤 60 克。

用法:将上药入锅,加水煎煮 30 分钟,去渣取汁,与 50℃热水一同倒入泡足桶中,药液须浸至膝关节,每晚泡病足 30 分钟。20 天为 1 个疗程。

功效:温经散寒,活血通络。主治糖尿病足早期。

方 7 透骨草鸡血藤方

组成:透骨草 100 克,鸡血藤 80 克,桂枝 20 克,红花 15 克,乳香 10 克,没药 10 克,花椒 20 克。

用法:将上药入锅,加水煎煮 30 分钟,去渣取汁,与 50℃热水一同倒入泡足桶中,药液须浸至膝关节,每晚泡病足 30 分钟。20 天为 1 个疗程。

功效:温经散寒,活血通络。主治糖尿病足早期。

方8 黄芪丹参方

组成:生黄芪50克,丹参30克,葛根30克,川芎20克,地骨皮15克,木瓜30克,川牛膝30克,益母草20克。

用法:将上药入锅,加水煎煮30分钟,去渣取汁,与50℃热水一同倒入泡足桶中,药液须浸至膝关节,每晚泡病足30分钟。20天为1个疗程。

功效:益气活血,清热活血。主治糖尿病足。

方9 丹皮蒲公英方

组成:牡丹皮20克,蒲公英60克,黄柏20克,苦参15克,生大黄20克,白芷15克,生理盐水适量。

用法:将前6味药入锅,加水煎煮30分钟,去渣取汁,与40℃热水一同倒入泡足桶中,用生理盐水冲洗患处后泡足,每晚泡病足30分钟。20天为1个疗程。

功效:清热解毒,活血化湿。主治糖尿病足,病变已溃破者。

2. 足部按摩

(1)按摩的反射区及穴位

反射区:基本反射区(肾、输尿管、膀胱、尿道、腹腔神经丛5个),甲状腺,甲状旁腺,心,肝,脾,臀部,腕部,手部,膝关节,下肢,坐骨神经,胸部淋巴结,上、下身淋巴结等反射区。

穴位：太溪、三阴交、阳交(外踝尖直上 7 寸)、足三里、阴陵泉、阳陵泉等。

(2)按摩的程序与方法

①食指关节刮压基本反射区各 1~2 分钟。

②食指关节刮压甲状腺反射区,食指关节点按甲状旁腺、心、肝、脾等反射区各 30~50 次。

③食指关节刮压臀部、手部、腕部、膝关节等反射区各 30~50 次。

④拇指指腹推按坐骨神经、下肢反射区各 3~5 分钟。

⑤拇指指腹按揉胸部淋巴结,上、下身淋巴结等反射区各 1~2 分钟

⑥拇指点按太溪、三阴交、阳定、足三里、阴陵泉、阳陵泉等穴各 30~50 次。

⑦重复刮压基本反射区各 1~2 分钟。

(七)足疗防治急性腰扭伤

本病俗称"闪腰",系指急性腰部软组织扭挫伤。本病发生的原因很多,主要的是在行动时由于身体姿势不正、用力不当,或倾跌、负重、剧烈运动、弯腰取物和腰部遭到撞击等,皆能使腰部经络肌肉因闪挫而受到损伤,致气血循行障碍,突然发生腰部强直和剧痛。伤后腰部一侧或两侧立即发生疼痛,有的当时不明显,半天或一天后疼痛即显著加重。疼痛剧烈时腰部强直,不能前俯后仰和左右转侧,坐立不安,行走不便。局部肌肉紧张,压痛明显,咳嗽,深呼吸疼痛加重,

甚则影响睡眠。如伤后气郁不舒,语言费力、咳嗽、喷嚏,呼吸有掣痛或刺痛,压痛点不明显者,多系扭伤岔气。如局部出现瘀肿,青紫斑块,多是挫伤。严重的挫压伤,要排除骨折和内脏损伤。本病如不及时治愈,或再受伤,拖延日久,则转为慢性腰痛。因此,在扭伤腰后应积极治疗,注意保暖及避免重复损伤,防止演变为慢性腰痛。足疗,尤其是足部按摩配合推拿、针灸及功能活动,对急性腰扭伤有较好疗效。

1. 足部药浴

方 1 川断牛膝方

组成:川续断 30 克,川牛膝 20 克,泽兰 30 克,桑寄生 40 克,川芎 20 克,白酒 50 毫升。

用法:将前 5 味药同入锅中,加水适量,煎煮 30 分钟,去渣取汁,与 3 000 毫升沸水及白酒同入泡足桶中,先熏蒸后泡足,每晚 1 次,每次 30 分钟。5 天为 1 个疗程。

功效:活血通络,行气止痛。主治急性腰扭伤。

方 2 独活元胡方

组成:独活 30 克,元胡 50 克,郁金 20 克,川芎 30 克,白酒 50 毫升。

用法:将前 4 味药同入锅中,加水适量,煎煮 30 分钟,去渣取汁,与 3 000 毫升沸水及白酒同入泡足桶中,先熏蒸后泡足,每晚 1 次,每次 30 分钟。5 天为 1 个疗程。

功效:活血通络,行气止痛。主治急性腰扭伤。

方3　川乌寻骨风方

组成:制川乌30克,寻骨风50克,伸筋草60克,白酒50毫升。

用法:将前3味药同入锅中,加水适量,煎煮30分钟,去渣取汁,与3 000毫升沸水及白酒同入泡足桶中,先熏蒸后泡足,每晚1次,每次30分钟。5天为1个疗程。

功效:活血通络,行气止痛。主治急性腰扭伤。

方4　威灵仙五加皮方

组成:威灵仙40克,五加皮30克,海桐皮30克,松节50克,白酒50毫升。

用法:将前4味药同入锅中,加水适量,煎煮30分钟,去渣取汁,与3 000毫升沸水及白酒同入泡足桶中,先熏蒸后泡足,每晚1次,每次30分钟。5天为1个疗程。

功效:活血通络,行气止痛。主治急性腰扭伤。

2. 足部按摩

(1)按摩的反射区及穴位

反射区:基本反射区(肾、输尿管、膀胱、尿道、腹腔神经丛5个),颈椎,胸椎,腰椎,骶骨,尾骨,闪腰点,内、外侧髋关节等反射区。

穴位:太冲、昆仑、承山、阳陵泉、委中等。

(2)按摩的程序与方法

①食指关节刮压基本反射区各1~2分钟。

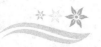

②拇指按揉颈椎、胸椎、腰椎、骶骨、尾骨等反射区各5～7分钟。

③拇指点按闪腰点反射区5～7分钟。

④拇指按揉内、外侧髋关节反射区1～2分钟。

⑤拇指点按太冲、昆仑、承山、阳陵泉、委中等穴。

⑥重复刮压5个基本反射区各1～2分钟。

(八)足疗防治慢性腰肌劳损

慢性腰肌劳损又称"功能性腰痛"或"腰背肌筋膜炎",主要是指腰骶部肌肉、韧带、筋膜等软组织慢性损伤。在慢性腰痛中,慢性腰肌劳损所占的比例最大。本病多由急性腰扭伤后失治、误治,或反复多次损伤,或由于劳动中长期维持某种不平衡体位,如长期从事弯腰工作,或由于习惯性姿势不良等原因引起。腰骶椎先天性畸形者,可使腰骶部两侧活动不一致,更容易造成腰骶部软组织的疲劳而引起腰肌劳损。患者往往有长期腰痛史,反复发作史。本病主要症状是腰骶部一侧或两侧酸痛不适,时轻时重,缠绵不愈。酸痛在劳累后加剧,休息后减轻,并与天气变化有关。在急性发作时,各种症状均显著加重,腰部活动受限。足部药浴、熏蒸及足部按摩有助于慢性腰肌劳损的康复。

1. 足部药浴

方1 徐长卿络石藤方

组成:徐长卿30克,络石藤50克,川芎30克,白酒50

毫升。

用法:将前 3 味药同入锅中,加水适量,煎煮 30 分钟,去渣取汁,与 3 000 毫升沸水及白酒同入泡足桶中,先熏蒸后泡足,每晚 1 次,每次 30 分钟。5 天为 1 个疗程。

功效:活血通络,行气止痛。主治慢性腰肌劳损。

方 2　归芎木瓜方

组成:当归 15 克,川芎 20 克,木瓜 30 克,独活 20 克,白酒 50 毫升。

用法:将前 4 味药同入锅中,加水适量,煎煮 30 分钟,去渣取汁,与 3 000 毫升沸水及白酒同入泡足桶中,先熏蒸后泡足,每晚 1 次,每次 30 分钟。5 天为 1 个疗程。

功效:活血通络,行气止痛。主治慢性腰肌劳损。

2. 足部按摩

(1)按摩的反射区及穴位

反射区:基本反射区(肾、输尿管、膀胱、尿道、腹腔神经丛 5 个),甲状旁腺,腰椎,骶骨,尾骨,子宫(前列腺),膝,臀部,大腿,生殖腺,坐骨神经,内、外侧髋关节,下身淋巴结等反射区。

穴位:涌泉、昆仑、悬钟、承山、阳陵泉、委中、至阴等。

(2)按摩的程序与方法

①食指关节刮压基本反射区各 1～2 分钟。

②食指关节点按甲状旁腺反射区 30～50 次。

③拇指按揉腰椎、骶骨反射区各 5～7 分钟,拇指按揉

或刮压尾骨、子宫(前列腺)、膝、臀部、大腿、生殖腺等反射区各 1～2 分钟。

④拇指推按坐骨神经,内、外侧髋关节等反射区 2～3 分钟。

⑤食指关节点按下身淋巴结反射区 2～3 分钟。

⑥拇指点按涌泉、昆仑、悬钟、承山、阳陵泉、委中、至阴等穴各 30～50 次。

⑦重复刮压基本反射区各 1～2 分钟。

(九)足疗防治坐骨神经痛

坐骨神经痛是由坐骨神经本身或其邻近组织的病变所引起,临床上有真性和假性坐骨神经痛之分。本病属中医学的"痹证"范畴。神经根病变时,遇有咳嗽、喷嚏等动作,常使疼痛加重。常见的有患肢拇趾背屈力减弱,小腿外侧感觉减退,跟腱反射消失和臀肌张力降低等。真性坐骨神经痛因神经根受压所致,假性坐骨神经痛则因神经干受邻近组织病变影响所致。药液泡足与足部按摩,可增强患肢血液循环,促使神经功能恢复,改善全身功能,有利于坐骨神经痛的康复。

1. 足部药浴

方 1　水蓼川芎方

组成:鲜水蓼 300 克,川芎 20 克,川牛膝 15 克。

用法:将上药同入锅中,加水适量,煎煮 30 分钟,去渣取汁,倒入泡足桶中,先熏蒸后泡足,每次 30 分钟,每晚 1 次。

15 天为 1 个疗程。

功效:祛湿通络,活血止痛。主治坐骨神经痛。

方 2　独活狗脊方

组成:独活 20 克,狗脊 15 克,当归尾 10 克,苏木 30 克,川续断 20 克,细辛 5 克。

用法:将上药同入锅中,加水适量,煎煮 30 分钟,去渣取汁,倒入泡足桶中,先熏蒸后泡足,每次 30 分钟,每晚 1 次。15 天为 1 个疗程。

功效:散寒通络,补肾活血。主治坐骨神经痛。

方 3　乌梢蛇乳没方

组成:乌梢蛇 30 克,制乳香 15 克,制没药 15 克,川牛膝 20 克,络石藤 30 克。

用法:将上药同入锅中,加水适量,煎煮 30 分钟,去渣取汁,倒入泡足桶中,先熏蒸后泡足,每次 30 分钟,每晚 1 次。15 天为 1 个疗程。

功效:搜风通络,活血止痛。主治坐骨神经痛。

方 4　徐长卿木瓜方

组成:徐长卿 40 克,木瓜 30 克,赤芍、白芍各 15 克,细辛 5 克。

用法:将上药同入锅中,加水适量,煎煮 30 分钟,去渣取汁,倒入泡足桶中,先熏蒸后泡足,每次 30 分钟,每晚 1 次。

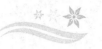

15 天为 1 个疗程。

功效：行气通络,散寒活血。主治坐骨神经痛。

2. 足部按摩

(1)按摩的反射区及穴位

反射区：基本反射区(肾、输尿管、膀胱、尿道、腹腔神经丛 5 个),甲状旁腺,腰椎,骶骨,尾骨,膝关节,臀部,大腿,闪腰点,内、外侧坐骨神经,内、外侧髋关节,下身淋巴结等反射区。

穴位：昆仑、束骨、承山、飞扬、足三里、阳陵泉、委中等。

(2)按摩的程序与方法

①食指关节刮压基本反射区各 1~2 分钟。

②食指关节点按甲状旁腺反射区 30~50 次。

③拇指指腹按揉腰椎、骶骨、尾骨、膝关节、臀部、大腿、闪腰点反射区各 3~5 分钟。

④拇指指腹推按内外侧坐骨神经反射区 5~7 分钟,内、外侧髋关节反射区各 2~3 分钟。

⑤食指关节点按下身淋巴结反射区 30~50 次。

⑥拇指点按昆仑、飞扬、束骨、承山、足三里、阳陵泉、委中等穴各 30~50 次。

⑦重复刮压 5 个基本反射区各 1~2 分钟。

(十)足疗防治膝关节骨性关节炎

膝关节骨性关节炎又称肥大性膝关节炎、增生性膝关节

炎和退行性膝关节炎，常发生在 45 岁以上或体重过重者。外伤、姿势不正、内分泌功能紊乱及遗传等原因为本病的主要病因。本病特点为膝关节软骨变性及唇样骨质增生，产生骨赘压迫膝关节周围组织而引起膝关节持续性钝痛或酸胀，早晨起床后觉得疼痛较严重且关节僵硬，活动片刻则症状减轻，如关节活动过多则症状可加重，出现屈伸不便，行走困难等一系列临床表现。足部药浴、熏蒸与足部按摩可增强退行性膝关节的血液循环，消除局部肿胀及水肿，松解粘连，改善膝关节功能活动，促使膝关节功能的改善。

1. 足部药浴

方 1 老鹳草伸筋草方

组成：老鹳草 60 克，伸筋草 50 克，川牛膝 30 克，白酒 50 毫升。

用法：将前 3 味药同入锅中，加水适量，煎煮 30 分钟，去渣取汁，与 3 000 毫升沸水及白酒同入泡足桶中，先熏蒸后泡足，每晚 1 次，每次 30 分钟。5 天为 1 个疗程。

功效：活血通络，行气止痛。主治膝关节炎。

方 2 独活桑生方

组成：独活 30 克，桑寄生 40 克，臭梧桐 60 克，白酒 50 毫升。

用法：将前 3 味药同入锅中，加水适量，煎煮 30 分钟，去渣取汁，与 3 000 毫升沸水及白酒同入泡足桶中，先熏蒸后

泡足,每晚 1 次,每次 30 分钟。5 天为 1 个疗程。

功效:活血通络,行气止痛。主治膝关节炎。

2. 足部按摩

(1)按摩的反射区及穴位

反射区:基本反射区(肾、输尿管、膀胱、尿道、腹腔神经丛 5 个),甲状旁腺,骶骨,尾骨,肘关节,膝关节,髋关节,下身淋巴结等反射区。

穴位:昆仑、阳陵泉、足三里、委中、膝眼、鹤顶等。

(2)按摩的程序与方法

①食指关节刮压基本反射区各 1～2 分钟。

②食指关节点按甲状旁腺反射区 30～50 次。

③拇指按揉骶骨、尾骨、肘关节、膝关节、髋关节、下身淋巴结等反射区各 2～3 分钟。

④食指关节刮压或按揉膝反射区 5～7 分钟。

⑤拇指点按昆仑、阳陵泉、足三里、委中、膝眼、鹤顶等穴 5 分钟。

⑥重复刮压 5 个基本反射区各 1～2 分钟。

(十一)足疗防治踝关节扭挫伤

行走不慎,重物撞击可引起踝关节的扭挫伤。踝关节猛烈向内翻转时,可引起踝关节外侧韧带的损伤,肿胀、疼痛常以外踝下部为明显,如外侧韧带撕裂,则肿痛严重,并有轻度内翻畸形。踝关节猛烈向外翻转,可引起内踝下部的肿痛。

严重的扭挫伤,可使踝关节内、外侧均有明显肿痛,功能障碍。对于轻度踝关节扭挫伤,采用足部药浴与足部按摩相结合,可缓解疼痛,促使功能恢复。

1. 足部药浴

方 1 益母草刘寄奴方

组成:益母草 60 克,刘寄奴 50 克,川芎 30 克,白酒 50 毫升。

用法:将前 3 味药同入锅中,加水适量,煎煮 30 分钟,去渣取汁,与 3 000 毫升沸水及白酒同入泡足桶中,先熏蒸后泡足,每晚 1 次,每次 30 分钟。5 天为 1 个疗程。

功效:活血化瘀,行气止痛。主治踝关节扭挫伤。

方 2 红藤卫矛方

组成:红藤 30 克,卫矛 50 克,土鳖虫 20 克,白酒 50 毫升。

用法:将前 3 味药同入锅中,加水适量,煎煮 30 分钟,去渣取汁,与 3 000 毫升沸水及白酒同入泡足桶中,先熏蒸后泡足,每晚 1 次,每次 30 分钟。5 天为 1 个疗程。

功效:活血化瘀,行气止痛。主治踝关节扭挫伤。

2. 足部按摩

(1)按摩的反射区及穴位

反射区:基本反射区(肾、输尿管、膀胱、尿道、腹腔神经丛 5 个),甲状旁腺,臀部,腕部,手部,对侧的痛点,下身淋巴结等反射区。

穴位：丘墟、昆仑、悬钟、解溪、太溪、照海、承山、阳陵泉、商丘等。

（2）按摩的程序与方法

①食指关节刮压基本反射区各 1～2 分钟。

②食指关节点按甲状旁腺反射区 30～50 次。

③拇指指腹按揉臀部、腕部、手部等反射区共约 5 分钟。

④拇指指腹按揉对侧的痛点（即所扭伤踝关节的对侧相应部位）5 分钟。

⑤食指关节点按下身淋巴结反射区 50～80 次。

⑥拇指点按丘墟、昆仑、悬钟、解溪、太溪、照海、承山、阳陵泉、商丘等穴各 30～50 次。

⑦重复刮压 5 个基本反射区各 1～2 分钟。

（十二）足疗防治足跟痛

足跟痛又称"跟痛症"，多见于中老年人体型肥胖者。本病包括跟骨骨刺、跟下脂肪垫炎、跖腱膜炎、跟下骨骨膜炎等疾病。本病妨碍行走，影响生活质量。中医学认为，本病与肝肾亏虚、精髓不足、寒湿入络、瘀血阻络有关。泡足及足部按摩对足跟痛有较好疗效，可缓解自觉症状，减轻疼痛。

1. 足部药浴

方 1　木瓜川草乌方

组成：木瓜 40 克，制川乌 20 克，制草乌 20 克，丹参 30 克。

足疗养生

用法:将 4 味药物同入锅中,加水适量,煎煮 30 分钟,去渣取汁,倒入泡足桶中泡足 30 分钟,先熏蒸,后泡足,每次30 分钟,每天 1 次。15 天为 1 个疗程。

功效:活血通络,散寒止痛。主治各类足跟痛。

方 2　威灵仙透骨草方

组成:威灵仙 200 克,透骨草 150 克,细辛 20 克。

用法:将以上药物同入锅中,加水适量,煎煮 30 分钟,去渣取汁,倒入泡足桶中泡足 30 分钟,先熏蒸,后泡足,每次30 分钟,每天 1 次。15 天为 1 个疗程。

功效:活血通络,散寒止痛。主治各类足跟痛。

方 3　伸筋草川牛膝方

组成:伸筋草 150 克,川牛膝 50 克,海桐皮 40 克,鸡血藤 50 克,川芎 20 克。

用法:将以上药物同入锅中,加水适量,煎煮 30 分钟,去渣取汁,倒入泡足桶中泡足 30 分钟,先熏蒸,后泡足,每次30 分钟,每天 1 次。15 天为 1 个疗程。

功效:活血通络,散寒止痛。主治各类足跟痛。

方 4　乳香没药地龙方

组成:制乳香 15 克,制没药 15 克,地龙 100 克,赤芍 50克,延胡索 50 克,丹参 20 克,红藤 30 克。

用法:将以上药物同入锅中,加水适量,煎煮 30 分钟,去

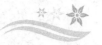

渣取汁,倒入泡足桶中泡足 30 分钟,先熏蒸,后泡足,每次
30 分钟,每天 1 次。15 天为 1 个疗程。

功效:活血通络,散寒止痛。主治各类足跟痛。

方 5　透骨草寻骨风方

组成:透骨草 50 克,寻骨风 40 克,三棱 20 克,细辛 20
克,独活 15 克。

用法:将以上药物同入锅中,加水适量,煎煮 30 分钟,去
渣取汁,倒入泡足桶中泡足 30 分钟,先熏蒸,后泡足,每次
30 分钟,每天 1 次。15 天为 1 个疗程。

功效:活血通络,散寒止痛。主治各类足跟痛。

方 6　海桐皮鸡血藤方

组成:海桐皮 50 克,鸡血藤 60 克,伸筋草 30 克,五加皮
20 克,川芎 15 克,白芷 10 克。

用法:将以上药物同入锅中,加水适量,煎煮 30 分钟,去
渣取汁,倒入泡足桶中泡足 30 分钟,先熏蒸,后泡足,每次
30 分钟,每天 1 次。15 天为 1 个疗程。

功效:活血通络,散寒止痛。主治各类足跟痛。

方 7　补骨脂花椒方

组成:补骨脂 30 克,花椒 15 克,川牛膝 20 克,独活 20
克,芒硝 50 克。

用法:将以上前 4 味药同入锅中,加水适量,煎煮 30 分

钟,去渣取汁,趁热调入芒硝,待芒硝溶化后倒入泡足桶中,泡足30分钟,每晚1次。15天为1个疗程。

功效:活血通络,散寒止痛。主治各类足跟痛。

方8 红花地龙方

组成:红花20克,地龙30克,防己30克,独活20克,透骨草20克,牛膝30克,当归20克,赤芍20克,栀子15克。

用法:将以上药物同入锅中,加水适量,煎煮30分钟,去渣取汁,倒入泡足桶中泡足30分钟,先熏蒸,后泡足,每次30分钟,每天1次。15天为1个疗程。

功效:活血通络,散寒止痛。主治各类足跟痛。

方9 木瓜莪术方

组成:木瓜30克,莪术20克,三棱20克,麻黄15克,桂枝15克,威灵仙30克,当归15克,透骨草30克,伸筋草30克。

用法:将以上药物同入锅中,加水适量,煎煮30分钟,去渣取汁,倒入泡足桶中泡足30分钟,先熏蒸,后泡足,每次30分钟,每天1次。15天为1个疗程。

功效:活血通络,散寒止痛。主治各类足跟痛。

方10 五加皮川芎方

组成:五加皮30克,川芎40克,制川乌15克,威灵仙30克,独活20克,陈醋50毫升。

用法:将前 5 味药物同入锅中,加水适量,煎煮 30 分钟,去渣取汁,调入陈醋,倒入泡足桶中,先熏蒸,后泡足 30 分钟,每晚 1 次。15 天为 1 个疗程。

功效:活血通络,散寒止痛。主治各类足跟痛。

方 11　川芎威灵仙方

组成:川芎 20 克,威灵仙 50 克,淫羊藿 20 克,仙人掌 40 克,陈醋 20 毫升。

用法:将前 4 味药物同入锅中,加水适量,煎煮 30 分钟,去渣取汁,调入陈醋,倒入泡足桶中,先熏蒸,后泡足 30 分钟,每晚 1 次。15 天为 1 个疗程。

功效:活血通络,散寒止痛。主治各类足跟痛。

2. 足部按摩

(1)按摩的反射区及穴位

反射区:基本反射区(肾、输尿管、膀胱、尿道、腹腔神经丛 5 个),肾上腺,甲状旁腺,对称部位,各淋巴结(头颈淋巴结,胸部淋巴结,上、下身淋巴结)等反射区。

穴位:解溪、照海、大钟、昆仑、仆参、丘墟等。

(2)按摩的程序与方法

①食指关节刮压基本反射区各 1～2 分钟。

②食指关节点按肾上腺、肾、甲状旁腺等反射区各 3～5 分钟。

③拇指按揉对称部位 3～5 分钟。

④食指关节点按各淋巴结反射区各 1～2 分钟。

⑤拇指点按解溪、照海、大钟、昆仑、仆参、丘墟等穴各30～50次。

⑥重复刮压 5 个基本反射区各 1～2 分钟。

(十三)足疗防治骨折后关节僵硬

骨折为伤科常见病。为了防止病人的断骨再移位,提供骨折愈合的条件,大多需做石膏或夹板固定。由于关节长期被固定,往往会造成关节周围软组织粘连及肌腱萎缩,或造成关节内纤维蛋白沉淀而引起粘连,在拆除固定后常遗留关节僵硬及关节活动受限等后遗症。此时,除适当进行功能锻炼之外,足部药浴与足部按摩对下肢骨折后关节僵硬有较好的康复功效,能起到加速患肢血液循环,促进骨折愈合,恢复关节正常功能活动,避免后遗症的效果。

1. 足部药浴

方 1　桃仁归芍方

组成:桃仁 15 克,红花 10 克,当归尾 15 克,川芎 20 克,赤芍 15 克。

用法:将上药同入锅中,加水适量,煎煮 40 分钟,去渣取汁,倒入泡足桶中,先熏蒸后泡足 30 分钟,每晚 1 次。10 天为 1 个疗程。

功效:活血化瘀,通络止痛。主治下肢骨折后关节僵硬。

方 2　乳香大黄方

组成:乳香 10 克,生大黄(后下)20 克,当归尾 10 克,川芎 20 克,伸筋草 30 克。

用法:将上药同入锅中,加水适量,煎煮 40 分钟,去渣取汁,倒入泡足桶中,先熏蒸后泡足 30 分钟,每晚 1 次。10 天为 1 个疗程。

功效:活血化瘀,通络止痛。主治下肢骨折后关节僵硬。

方 3　丹参泽兰方

组成:丹参 30 克,泽兰 15 克,川芎 20 克,川续断 15 克,骨碎补 20 克。

用法:将上药同入锅中,加水适量,煎煮 40 分钟,去渣取汁,倒入泡足桶中,先熏蒸后泡足 30 分钟,每晚 1 次。10 天为 1 个疗程。

功效:活血化瘀,通络止痛。主治下肢骨折后关节僵硬。

方 4　川断土鳖虫方

组成:川续断 20 克,土鳖虫 15 克,海风藤 30 克,海桐皮 30 克,白芷 10 克。

用法:将上药同入锅中,加水适量,煎煮 40 分钟,去渣取汁,倒入泡足桶中,先熏蒸后泡足 30 分钟,每晚 1 次。10 天为 1 个疗程。

功效:活血化瘀,通络止痛。主治下肢骨折后关节僵硬。

方 5 二草方

组成:伸筋草 30 克,透骨草 20 克,千年健 15 克,威灵仙 30 克,刘寄奴 20 克,桂枝 15 克。

用法:将上药同入锅中,加水适量,煎煮 40 分钟,去渣取 汁,倒入泡足桶中,先熏蒸后泡足 30 分钟,每晚 1 次。10 天 为 1 个疗程。

功效:活血化瘀,通络止痛。主治下肢骨折后关节僵硬。

方 6 海桐皮苍术方

组成:海桐皮 20 克,苍术 30 克,鸡血藤 20 克,桑枝 30 克,川芎 20 克。

用法:将上药同入锅中,加水适量,煎煮 40 分钟,去渣取 汁,倒入泡足桶中,先熏蒸后泡足 30 分钟,每晚 1 次。10 天 为 1 个疗程。

功效:活血化瘀,通络止痛。主治下肢骨折后关节僵硬。

2. 足部按摩

(1)按摩的反射区及穴位

反射区:基本反射区(肾、输尿管、膀胱、尿道、腹腔神经 丛 5 个),垂体,甲状腺,甲状旁腺,脾,肝,胆,胃肠道(胃、胰、 十二指肠、小肠、盲肠、升结肠、横结肠、降结肠、乙状结肠和 直肠、肛门),各淋巴结(头颈淋巴结,胸部淋巴结,上、下身淋 巴结),骨折部位相对应的反射区。

穴位:足三里、三阴交、涌泉、阳陵泉、侠溪等。

（2）按摩的程序与方法

①食指关节刮压基本反射区各 1～2 分钟,并重点按压肾反射区 2 分钟。

②食指关节点按垂体、甲状腺反射区各 30～50 次,点按甲状旁腺反射区 2～3 分钟。

③食指关节点按脾、肝、胆、各淋巴结等反射区各 30～50 次。

④拇指关节刮压胃肠道反射区共 2～3 分钟。

⑤拇指指腹按揉骨折部位相对应的反射区,如上肢骨折可按揉同侧及对侧的臂、腕、手反射区 5～7 分钟。

⑥拇指点按侠溪、涌泉、足三里、三阴交等穴各 30～50 次。点按阳陵泉穴 1～2 分钟。

⑦重复刮压 5 个基本反射区各 1～2 分钟。

五、足疗防治男科病症

（一）足疗防治阳痿

阳痿是最常见的男性性功能障碍，是指男性虽有性刺激和性欲要求，但阴茎勃起的硬度不足，或勃起时间短促，并很快软缩，无法插入阴道进行正常性交的一种病症。功能性阳痿又称心因性阳痿，或精神性阳痿。这类阳痿的主要特点是：虽然在性交时阴茎不能勃起，但在其他非性交的情况下阴茎能够勃起，甚至勃起的时间很长，硬度很大。例如，在自我手淫或妻子帮助刺激、抚摸阴茎时能勃起；在看色情书画和有爱情情节的录像、影视时能自发勃起；与妻子亲吻、拥抱、触摸时能勃起。即使以上几种情况都不能引起阴茎勃起，但在睡梦中及夜间膀胱充盈等非性兴奋时有自发勃起现象，便可佐证为功能性阳痿。足部药浴及足部按摩疗法对功能性阳痿有辅助治疗功效。

1. 足部药浴

方1　韭菜子刀豆方

组成：韭菜子 30 克，刀豆 100 克，生姜 30 克。

用法：将以上 3 味药同入锅中，加水适量，煎煮 30 分钟，

去渣取汁,倒入泡足桶中,泡足 30 分钟,每晚 1 次。15 天为
1 个疗程。

功效:温补肾阳。主治阳痿。

方 2　菟丝子蛇床子方

组成:菟丝子 30 克,蛇床子 50 克,仙茅 20 克,淫羊藿 20
克,巴戟天 15 克,阳起石 30 克,小茴香 10 克。

用法:将以上药物同入锅中,加水适量,煎煮 30 分钟,去
渣取汁,倒入泡足桶中,泡足 30 分钟,每晚 1 次。15 天为 1
个疗程。

功效:温补肾阳。主治阳痿。

方 3　锁阳补骨脂方

组成:锁阳 20 克,补骨脂 30 克,韭菜子 30 克,胡椒 20
克。

用法:将以上药物同入锅中,加水适量,煎煮 30 分钟,去
渣取汁,倒入泡足桶中,泡足 30 分钟,每晚 1 次。15 天为 1
个疗程。

功效:温补肾阳。主治阳痿。

方 4　刺五加葫芦巴方

组成:刺五加 30 克,葫芦巴 20 克,巴戟天 15 克,川芎 20
克,细辛 10 克。

用法:将以上药物同入锅中,加水适量,煎煮 30 分钟,去

渣取汁,倒入泡足桶中,泡足 30 分钟,每晚 1 次。15 天为 1 个疗程。

功效:温补肾阳。主治阳痿。

方 5 急性子大葱方

组成:急性子 20 克,大葱 50 克,乌药 20 克,红茶 5 克。

用法:将以上药物同入锅中,加水适量,煎煮 30 分钟,去渣取汁,倒入泡足桶中,泡足 30 分钟,每晚 1 次。15 天为 1 个疗程。

功效:温阳起痿。主治阳痿。

方 6 蛇床子五倍子方

组成:蛇床子 20 克,五倍子 15 克,远志 15 克,杜仲 20 克,巴戟天 15 克,丁香 3 克。

用法:将以上药物同入锅中,加水适量,煎煮 30 分钟,去渣取汁,倒入泡足桶中,泡足 30 分钟,每晚 1 次。15 天为 1 个疗程。

功效:温阳起痿。主治阳痿。

方 7 苦参蛇床子方

组成:苦参 30 克,蛇床子 30 克,知母 20 克,黄柏 15 克,首乌藤 30 克。

用法:将以上药物同入锅中,加水适量,煎煮 30 分钟,去渣取汁,倒入泡足桶中,泡足 30 分钟,每晚 1 次。15 天为 1

个疗程。

功效:清热利湿。主治湿热下注引起的阳痿,症见阴茎痿软、阴囊潮湿等。

方 8 知母黄柏方

组成:知母 30 克,黄柏 20 克,苍术 30 克,车前子 20 克,生薏苡仁 30 克,牛膝 20 克。

用法:将以上药物同入锅中,加水适量,煎煮 30 分钟,去渣取汁,倒入泡足桶中,泡足 30 分钟,每晚 1 次。15 天为 1个疗程。

功效:清热利湿。主治湿热下注引起的阳痿,症见阴茎痿软、阴囊潮湿等。

2. 足部按摩

(1)按摩的反射区及穴位

反射区:基本反射区(肾、输尿管、膀胱、尿道、腹腔神经丛 5 个),垂体,甲状腺,大脑,甲状旁腺,肝,脾,胃,腰椎,骶骨,尾骨,前列腺,阴茎,生殖腺,胸,腹股沟等反射区。

穴位:涌泉、行间、申脉、太溪、三阴交、阴陵泉、足三里等。

(2)按摩的程序与方法

①食指关节刮压基本反射区各 1～2 分钟。

②食指关节点按垂体反射区各 1～2 分钟。

③拇指关节刮压大脑、甲状腺反射区各 1～2 分钟。

④拇指指腹按揉甲状旁腺,肝,脾,胃,腰椎,骶骨,尾骨,

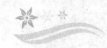

胸,胸部淋巴结,上、下身淋巴结等反射区各 30～50 次。

⑤拇指指腹按揉或推按腹股沟、前列腺、阴茎、生殖腺等反射区各 3～5 分钟。

⑥拇指点按涌泉、行间、申脉、太溪、三阴交、阳陵泉、足三里等穴各 30～50 次。

⑦重复刮压基本反射区各 1～2 分钟。

(二)足疗防治性功能亢进

性功能亢进,又称性欲过盛,中医称为"阳强",是指性兴奋出现过多、过快、过剧,甚至见异性即有性兴奋、烦躁不安等现象。表现为对性交不满足感,甚至 1 天几次性交仍不能满足,临床较少见。男、女均可发生性功能亢进。新婚久别或性功能较强的人,每周 3～4 次性生活,不伴并发症者,不属性功能亢进。导致性功能亢进的原因较多,大脑中某种病变导致促性腺激素及性激素过多分泌,可引起性功能亢进。某些精神失常者也会引起性功能亢进。由于精神心理因素引起,如过度手淫,使性中枢过度兴奋,引起性功能亢进,足部药浴与足部按摩对性功能亢进有辅助治疗功效。

1. 足部药浴

方 1　龙胆草栀子方

组成:龙胆草 10 克,栀子 20 克,桑枝 15 克,生地黄 30 克,知母 15 克,白芷 10 克。

用法:将以上药物同入锅中,加水适量,煎煮 30 分钟,去

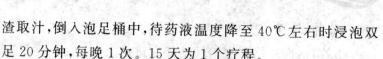

渣取汁,倒入泡足桶中,待药液温度降至 40℃左右时浸泡双足 20 分钟,每晚 1 次。15 天为 1 个疗程。

功效:清泄肾火。主治性功能亢进。

方 2　黄柏泽泻方

组成:黄柏 30 克,泽泻 40 克,牡丹皮 15 克,墨旱莲 30 克。

用法:将以上药物同入锅中,加水适量,煎煮 30 分钟,去渣取汁,倒入泡足桶中,待药液温度降至 40℃左右时浸泡双足 20 分钟,每晚 1 次。15 天为 1 个疗程。

功效:清泄肾火。主治性功能亢进。

方 3　玄明粉方

组成:玄明粉 60 克,生大黄 15 克,白芷 10 克。

用法:将大黄、白芷同入锅中,加水适量,煎煮 10 分钟,去渣取汁,调入玄明粉,待玄明粉充分溶化后倒入泡足桶中,待药液温度降至 40℃时泡足 20 分钟,每晚 1 次。15 天为 1 个疗程。

功效:清泄肾火。主治性功能亢进。

方 4　水蛭藿香方

组成:水蛭 30 克,藿香 20 克,白芷 10 克,白芥子 20 克。

用法:将以上药物同入锅中,加水适量,煎煮 30 分钟,去渣取汁,倒入泡足桶中,待药液温度降至 40℃左右时浸泡双足 20 分钟,每晚 1 次。15 天为 1 个疗程。

功效:活血通络。主治性功能亢进。

方 5 丝瓜藤地龙方

组成:丝瓜藤 500 克,地龙 50 克,五倍子 30 克。

用法:将以上药物同入锅中,加水适量,煎煮 30 分钟,去渣取汁,倒入泡足桶中,待药液温度降至 40℃左右时浸泡双足 20 分钟,每晚 1 次。15 天为 1 个疗程。

功效:活血通络。主治性功能亢进。

2. 足部按摩

(1)按摩的反射区及穴位

反射区:基本反射区(肾、输尿管、膀胱、尿道、腹腔神经丛 5 个),大脑,小脑,甲状腺,甲状旁腺,肾上腺,子宫(前列腺),阴道(阴茎),生殖腺,胸部,胸腺,各淋巴结(头颈淋巴结,胸部淋巴结,上、下身淋巴结)等反射区。

穴位:悬钟、涌泉、照海、三阴交、足三里等。

(2)按摩的程序与方法

①食指关节刮压基本反射区各 1~2 分钟。

②食指关节点按垂体反射区 30~50 次。

③拇指关节刮压大脑、甲状腺反射区各 2~3 分钟。

④拇指关节点按甲状旁腺反射区 30~50 次。

⑤拇指指腹按揉小脑、脑干、子宫(前列腺)、阴茎、生殖腺、胸部、胸腺、腹股沟等反射区各 1~2 分钟。

⑥拇指点按各淋巴结反射区各 1~2 分钟。

⑦拇指点按悬钟、涌泉、照海、三阴交、足三里等穴各30～50次。

⑧重复刮压5个基本反射区各1～2分钟。

（三）足疗防治遗精

遗精是指男子在没有性交或手淫的情况下发生射精的现象。睡眠中因色情梦境引起射精，通常称为梦遗，清醒时遗精一般称为滑精。未婚的健康男性，每月遗精1～3次为正常生理现象，每次排出2～6毫升的精液，对身体不会有不良影响。如果每周有2次遗精，甚至天天都遗精，并伴有某些性功能改变及神经精神症状者，便属于病态。足部药浴与足部按摩对降低性兴奋，减少遗精有一定疗效。

1. 足部药浴

方1　二子方

组成：沙苑子20克，金樱子40克，芡实50克，柏子仁15克，莲须40克。

用法：将以上药物同入锅中，加水适量，煎煮30分钟，去渣取汁，待药液温度降至40℃时，倒入泡足桶中，泡足30分钟，每晚1次。15天为1个疗程。

功效：补肾止遗。主治遗精。

方2　五倍子五味子方

组成：五倍子50克，五味子30克，黄瓜藤200克。

用法:将以上药物同入锅中,加水适量,煎煮30分钟,去渣取汁,待药液温度降至40℃时,倒入泡足桶中,泡足30分钟,每晚1次。15天为1个疗程。

功效:补肾止遗。主治遗精。

方3 龙骨牡蛎方

组成:生龙骨50克,生牡蛎100克,海螵蛸50克,莲须20克,白芷10克。

用法:将以上药物同入锅中,加水适量,煎煮30分钟,去渣取汁,待药液温度降至40℃时,倒入泡足桶中,泡足30分钟,每晚1次。15天为1个疗程。

功效:补肾止遗。主治遗精。

方4 益智仁杜仲方

组成:益智仁30克,杜仲20克,五倍子15克,桑螵蛸20克。

用法:将以上药物同入锅中,加水适量,煎煮30分钟,去渣取汁,待药液温度降至40℃时,倒入泡足桶中,泡足30分钟,每晚1次。15天为1个疗程。

功效:补肾止遗。主治遗精。

方5 马齿苋车前草方

组成:马齿苋200克,车前草100克,蒲公英100克。

用法:将以上药物同入锅中,加水适量,煎煮30分钟,去

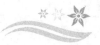

渣取汁,待药液温度降至 40℃时,倒入泡足桶中,泡足 30 分钟,每晚 1 次。15 天为 1 个疗程。

功效:清热利湿。主治湿热下注型遗精。症见遗精频数,小便混浊,阴茎痒痛,口苦苔腻等。

方6　苦瓜芦根方

组成:鲜苦瓜 200 克,鲜芦根 250 克,生薏苡仁 50 克,玉米须 100 克。

用法:将以上药物同入锅中,加水适量,煎煮 30 分钟,去渣取汁,待药液温度降至 40℃时,倒入泡足桶中,泡足 30 分钟,每晚 1 次。15 天为 1 个疗程。

功效:清热利湿。主治湿热下注型遗精。症见遗精频数,小便混浊,阴茎痒痛,口苦苔腻等。

2. 足部按摩

(1)按摩的反射区及穴位

反射区:基本反射区(肾、输尿管、膀胱、尿道、腹腔神经丛 5 个),垂体,大脑,甲状腺,脾,胃,前列腺,阴茎,生殖腺,胸腺,腹股沟等反射区。

穴位:涌泉、太冲、太溪、三阴交、足三里、阴陵泉等。

(2)按摩的程序与方法

①食指关节刮压基本反射区各 2～3 分钟。

②食指关节点按垂体反射区 30～50 次。

③拇指关节刮压大脑反射区 3 分钟,甲状腺反射区 1～2 分钟。

④拇指指腹按揉脾、胃、胸腺反射区各 30～50 次。

⑤拇指指腹按揉或推按腹股沟、肾上腺、前列腺、阴茎、生殖腺等反射区各 3～5 分钟。

⑥拇指点按涌泉、太冲、太溪、三阴交、足三里、阴陵泉等穴各 30～50 次。

⑦重复刮压 5 个基本反射区各 1～2 分钟。

(四)足疗防治早泄

早泄是指男性性交时阴茎尚未接触女性外阴;或阴茎刚接触外阴,尚未进入阴道;或阴茎刚进入阴道,就发生射精,随后阴茎变软,以致不能正常进行夫妻性生活的一种病症。足部药浴与足部按摩对精神心理因素导致的早泄有一定疗效。

1. 足部药浴

方1 马兰头车前草方

组成:鲜马兰头 500 克(干品 200 克),鲜蒲公英 500 克(干品 200 克),鲜车前草 500 克(干品 200 克)。

用法:将以上 3 味药切碎,同入锅中,加水适量,煎煮 30 分钟,去渣取汁,待药汁降温后先清洗阴茎,再倒入泡足桶中,温泡双足 30 分钟,每晚 1 次。15 天为 1 个疗程。

功效:清泄肝经湿热。主治早泄伴有口苦、咽干、心烦、尿黄者。

五、足疗防治男科病症

方 2　龙胆草黄芩方

组成:龙胆草 5 克,黄芩 20 克,鲜马齿苋 100 克(干品 200 克)。

用法:将以上 3 味药切碎,同入锅中,加水适量,煎煮 30 分钟,去渣取汁,待药汁降温后先清洗阴茎,再倒入泡足桶中,温泡双足 30 分钟,每晚 1 次。15 天为 1 个疗程。

功效:清泄肝经湿热。主治早泄伴有口苦、咽干、心烦、尿黄者。

方 3　苦瓜芹菜方

组成:鲜苦瓜 200 克(干品 100 克),鲜芹菜 200 克,夏枯草 50 克。

用法:将以上 3 味药切碎,同入锅中,加水适量,煎煮 30 分钟,去渣取汁,待药汁降温后先清洗阴茎,再倒入泡足桶中,温泡双足 30 分钟,每晚 1 次。15 天为 1 个疗程。

功效:清泄肝经湿热。主治早泄伴有口苦、咽干、心烦、尿黄者。

方 4　仙鹤草黄芩方

组成:仙鹤草 40 克,黄芩 20 克,牡丹皮 15 克,地骨皮 30 克,石榴皮 30 克。

用法:将以上 5 味药切碎,同入锅中,加水适量,煎煮 30 分钟,去渣取汁,待药汁降温后先清洗阴茎,再倒入泡足桶中,温泡双足 30 分钟,每晚 1 次。15 天为 1 个疗程。

功效:清泄肝经湿热。主治早泄伴有口苦、咽干、心烦、尿黄者。

方 5　金樱子覆盆子方

组成:金樱子 50 克,覆盆子 30 克,海螵蛸 50 克,桑螵蛸 30 克。

用法:将以上 4 味药切碎,同入锅中,加水适量,煎煮 30 分钟,去渣取汁,待药汁降温后先清洗阴茎,再倒入泡足桶中,温泡双足 30 分钟,每晚 1 次。15 天为 1 个疗程。

功效:补肾涩精。主治早泄伴精神萎靡、腰酸膝软者。

方 6　菟丝子莲须方

组成:菟丝子 30 克,莲须 30 克,远志 20 克,食盐 2 克。

用法:将以上前 3 味药同入锅中,加水适量,煎煮 30 分钟,去渣取汁,调入食盐,待药汁转温后清洗阴茎,然后倒入泡足桶中,浸泡双足 30 分钟,每晚 1 次。15 天为 1 个疗程。

功效:补肾收敛,宁心安神。主治早泄伴乏力、腰酸、失眠者。

2. 足部按摩

(1)按摩的反射区及穴位

反射区:基本反射区(肾、输卵管、膀胱、尿道、腹腔神经丛 5 个),大脑,前额,内分泌腺体(垂体、甲状腺、甲状旁腺、肾上腺、胸腺等),心,脾,肝,胆,生殖腺,胸部淋巴结,上、下

身淋巴结,膈,腹股沟等反射区。

穴位:阴陵泉、三阴交、太冲、行间、太溪、涌泉等。

(2)按摩的程序与方法

①食指关节刮压基本反射区各 1～2 分钟,并重点按压肾反射区 2 分钟。

②拇指关节刮压大脑、前额反射区各 1 分钟,内分泌腺反射区各 30～50 次。

③食指关节点按心、脾、肝、胆等反射区各 1 分钟。

④拇指指腹按揉前列腺、生殖腺反射区各 2～3 分钟。

⑤拇指指腹按揉各淋巴结、膈、腹股沟等反射区各 30～50 次。

⑥拇指点按涌泉、太溪、太冲、行间、三阴交、阴陵泉等穴各 30～50 次。

⑦重复刮压 5 个基本反射区各 1～2 分钟。

六、足疗防治妇科病症

(一)足疗防治月经不调

月经不调为妇女的常见病症,是指月经的周期、经期、经量、经色、经质异常。月经不调包括的范围很广,是一组妇科病的总称。常见的有月经先期、月经后期、月经先后无定期,经期延长及月经过多、月经过少等。中医学认为,月经周期提前 7 天以上,即少于 21 天,甚至半月余一行者,称为月经先期,又称月经超前,应与经期出血、青春期、围绝经(更年期)的月经先期相鉴别。月经周期推后 7 天以上,即超过 35 天,甚或 45 天一行者,连续 2 个月经周期以上,称为月经后期,又称月经延后。育龄妇女周期延后,应与妊娠、青春期、更年期月经延后相鉴别。月经提前或者延后均超过 7 天以上,并连续 2 个月经周期以上者,称为月经先后无定期,应与青春期、更年期月经紊乱相鉴别。经期超过 7 天,甚至淋沥 15 天方净者,称为经期延长。经量过多,每天超过 50 毫升或时间超过 7 天者,称为月经过多。以上情况统称为月经不调。足部药浴与足部按摩对月经不调有辅助治疗功效。

六、足疗防治妇科病症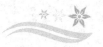

1. 足部药浴

方1　生地白茅根方

组成:生地黄 50 克,白茅根 200 克,马兰头 100 克,甘草 5 克。

用法:将上药同入锅中,加水适量,煎煮 30 分钟,去渣取汁,倒入泡足桶中,待药液温度降至 40℃左右时,泡足 30 分钟,每晚 1 次。10 天为 1 个疗程。

功效:清热凉血止血。主治月经超前,月经量多。

方2　芹菜藕节方

组成:鲜芹菜 250 克,鲜荠菜 250 克,藕节 150 克。

用法:将以上食物同入锅中,加水适量,煎煮 30 分钟,去渣取汁,倒入泡足桶中,待药液温度降至 40℃左右时,泡足 30 分钟,每晚 1 次。10 天为 1 个疗程。

功效:清热凉血止血。主治月经超前,月经量多。

方3　三地凉血方

组成:生地黄 30 克,地骨皮 40 克,炒地榆 30 克,槐花 20 克,马兰头 30 克。

用法:将上药同入锅中,加水适量,煎煮 30 分钟,去渣取汁,倒入泡足桶中,待药液温度降至 40℃左右时,泡足 30 分钟,每晚 1 次。10 天为 1 个疗程。

功效:清热凉血止血。主治月经超前,月经量多。

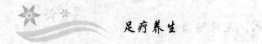

方 4　艾叶干姜方

组成：艾叶 50 克，干姜 40 克，桂枝 30 克，细辛 10 克，生姜 30 克。

用法：将上药同入锅中，加水适量，煎煮 30 分钟，去渣取汁，倒入泡足桶中，待药液温度降至 40℃左右时，泡足 30 分钟，每晚 1 次。10 天为 1 个疗程。

功效：温经散寒止痛。主治月经延后，月经量少，闭经。

方 5　桂枝红茶方

组成：桂枝 30 克，红茶 5 克，生姜 50 克，胡椒 30 克，小茴香 10 克。

用法：将上药同入锅中，加水适量，煎煮 30 分钟，去渣取汁，倒入泡足桶中，待药液温度降至 40℃左右时，泡足 30 分钟，每晚 1 次。10 天为 1 个疗程。

功效：温经散寒止痛。主治月经延后，月经量少，闭经。

方 6　益母草红花方

组成：益母草 60 克，红花 15 克，青皮 20 克，郁金 15 克。

用法：将上药同入锅中，加水适量，煎煮 30 分钟，去渣取汁，倒入泡足桶中，待药液温度降至 40℃左右时，泡足 30 分钟，每晚 1 次。10 天为 1 个疗程。

功效：行气活血，化瘀调经。主治月经延后，月经量少。

方 7　桃仁川芎方

组成:桃仁 30 克,川芎 20 克,青皮 20 克,皂角刺 30 克,延胡索 30 克。

用法:将上药同入锅中,加水适量,煎煮 30 分钟,去渣取汁,倒入泡足桶中,待药液温度降至 40℃左右时,泡足 30 分钟,每晚 1 次。10 天为 1 个疗程。

功效:行气活血,化瘀调经。主治月经延后,月经量少。

方 8　金橘叶香附方

组成:金橘叶 60 克,香附 20 克,莱菔子 50 克。

用法:将上药同入锅中,加水适量,煎煮 30 分钟,去渣取汁,倒入泡足桶中,待药液温度降至 40℃左右时,泡足 30 分钟,每晚 1 次。10 天为 1 个疗程。

功效:疏肝理气,解郁调经。主治月经先后无定期,月经量或多或少。

方 9　青橘皮方

组成:青皮 30 克,橘皮 40 克,橘核 50 克,郁金 30 克,川芎 20 克。

用法:将上药同入锅中,加水适量,煎煮 30 分钟,去渣取汁,倒入泡足桶中,待药液温度降至 40℃左右时,泡足 30 分钟,每晚 1 次。10 天为 1 个疗程。

功效:疏肝理气,解瘀调经。主治月经先后不定期,月经

量或多或少。

2. 足部按摩

(1)按摩的反射区及穴位。

反射区:基本反射区(肾、输尿管、膀胱、尿道、腹腔神经丛5个),垂体,甲状腺,心,肝,脾,子宫,子宫颈,生殖腺,胸部,胸腺,下腹部,腹股沟等反射区。

穴位:涌泉、隐白、太冲、三阴交、照海、地机、足三里、阴陵泉等。

(2)按摩的程序与方法

①食指关节刮压基本反射区各1～2分钟。

②食指关节点按垂体反射区30～50次。

③食指关节刮压甲状腺反射区30～50次。

④食指关节点按或拇指指腹按揉心、肝、脾、子宫、子宫颈、生殖腺、胸部、胸腺等反射区各30～50次。

⑤拇指指腹推按下腹部、腹股沟反射区各3～5分钟。

⑥拇指点按涌泉、隐白、太冲、三阴交、照海、地机、足三里、阴陵泉等穴各30～50次。

⑦重复刮压5个基本反射区各1～2分钟。

(二)足疗防治痛经

女性在经期或经行前后下腹疼痛,痛及腰骶部,甚至其下腹部可剧烈疼痛,并可伴有恶心、呕吐、腹泻、头晕、冷汗淋沥、手足厥冷,甚至昏厥,呈周期性发作,称为痛经。足部药

浴与足部按摩对减轻痛经有一定疗效。

1. 足部药浴

方 1　三棱莪术方

组成:三棱 50 克,莪术 50 克,五灵脂 40 克,桂枝 30 克,川芎 20 克。

用法:将以上药物同入锅中,加水适量,煎煮 30 分钟,去渣取汁,倒入泡足桶中,先熏蒸后泡足 30 分钟,每晚 1 次。于经前 10 天开始泡足,直至月经结束。

功效:活血化瘀,行气止痛。主治痛经并有腹部胀痛,经色紫暗夹血块者。

方 2　山楂蒲黄方

组成:生山楂 50 克,蒲黄 20 克,五灵脂 20 克,青皮 15 克,川芎 20 克。

用法:将以上药物同入锅中,加水适量,煎煮 30 分钟,去渣取汁,倒入泡足桶中,先熏蒸后泡足 30 分钟,每晚 1 次。于经前 10 天开始泡足,直至月经结束。

功效:活血化瘀,行气止痛。主治痛经并有腹部胀痛,经色紫暗夹血块者。

方 3　香附五灵脂方

组成:香附 30 克,五灵脂 20 克,蒲黄 20 克,玄胡索 30 克,当归 15 克,桃仁 20 克,川芎 15 克。

　　用法:将以上药物同入锅中,加水适量,煎煮 30 分钟,去渣取汁,倒入泡足桶中,先熏蒸后泡足 30 分钟,每晚 1 次。于经前 10 天开始泡足,直至月经结束。

　　功效:活血化瘀,行气止痛。主治痛经并有腹部胀痛,经色紫暗夹血块者。

方 4　益母草元胡方

　　组成:益母草 100 克,元胡 30 克,红花 15 克,桃仁 30 克,白芷 10 克。

　　用法:将以上药物同入锅中,加水适量,煎煮 30 分钟,去渣取汁,倒入泡足桶中,先熏蒸后泡足 30 分钟,每晚 1 次。于经前 10 天开始泡足,直至月经结束。

　　功效:活血化瘀,行气止痛。主治痛经并有腹部胀痛,经色紫暗夹血块者。

方 5　艾叶生姜方

　　组成:艾叶 60 克,生姜 30 克,当归 15 克,川芎 20 克。

　　用法:将以上药物同入锅中,加水适量,煎煮 30 分钟,去渣取汁,倒入泡足桶中,先熏蒸后泡足 30 分钟,每晚 1 次。于经前 10 天开始泡足,直至月经结束。

　　功效:温经散寒,活血止痛。主治痛经伴有小腹疼痛,经色暗黑夹血块,畏寒肢冷者。

方 6　附子桂枝方

组成:熟附子 20 克,桂枝 30 克,延胡索 30 克,细辛 10 克。

用法:将以上药物同入锅中,加水适量,煎煮 30 分钟,去渣取汁,倒入泡足桶中,先熏蒸后泡足 30 分钟,每晚 1 次。于经前 10 天开始泡足,直至月经结束。

功效:温经散寒,活血止痛。主治痛经伴有小腹疼痛,经色暗黑夹血块,畏寒肢冷者。

方 7　丹参小茴香方

组成:丹参 60 克,小茴香 15 克,艾叶 30 克,桃仁 20 克。

用法:将以上药物同入锅中,加水适量,煎煮 30 分钟,去渣取汁,倒入泡足桶中,先熏蒸后泡足 30 分钟,每晚 1 次。于经前 10 天开始泡足,直至月经结束。

功效:温经散寒,活血止痛。主治痛经伴有小腹疼痛,经色暗黑夹血块,畏寒肢冷者。

方 8　败酱草知母方

组成:败酱草 40 克,知母 20 克,黄柏 20 克,木香 15 克,生蒲黄 15 克,五灵脂 20 克。

用法:将以上药物同入锅中,加水适量,煎煮 30 分钟,去渣取汁,倒入泡足桶中,先熏蒸后泡足 30 分钟,每晚 1 次。于经前 10 天开始泡足,直至月经结束。

功效:清热利湿,化瘀止痛。主治经前或经期腹痛,腹部有灼热感,低热口苦,尿黄便秘者。

方9 红藤垂盆草方

组成:红藤30克,垂盆草40克,败酱草20克,青皮15克,丹参30克。

用法:将以上药物同入锅中,加水适量,煎煮30分钟,去渣取汁,倒入泡足桶中,先熏蒸后泡足30分钟,每晚1次。于经前10天开始泡足,直至月经结束。

功效:清热利湿,化瘀止痛。主治经前或经期腹痛,腹部有灼热感,低热口苦,尿黄便秘者。

2. 足部按摩

(1)按摩的反射区及穴位

反射区:基本反射区(肾、输尿管、膀胱、尿道、腹腔神经丛5个),大脑,垂体,甲状腺,甲状旁腺,肾上腺,肝,胸腺,子宫,生殖腺,腹股沟,下腹部,胸部,胸部淋巴结,上、下身淋巴结,膈等反射区。

穴位:三阴交、阴陵泉、地机、足三里等。

(2)按摩的程序与方法

①食指关节刮压基本反射区各1~2分钟。

②拇指点按或刮压大脑、垂体、甲状腺、甲状旁腺、肾上腺、肝等反射区各30~50次。

③拇指指腹按揉或推按子宫、下腹部反射区各3~5分钟。根据病情需要也可延长按摩时间。

④拇指指腹按揉或推按胸部，胸腺，生殖腺，腹股沟，胸部淋巴结，上、下身淋巴结，膈等反射区各 20～30 次。

⑤拇指指腹推按下腹部，腹股沟反射区各 3～5 分钟。

⑥拇指点按足三里、三阴交、地机、阴陵泉等穴各 30～50 次。

⑦重复刮压 5 个基本反射区各 1～2 分钟。

（三）足疗防治盆腔炎

盆腔炎是泛指女性盆腔内脏器与组织（包括子宫、输尿管、卵巢、盆腔腹膜及盆腔结缔组织）的某一部分或几部分同时发生的炎性病变。这些炎性病变包括子宫内膜炎、输卵管炎、卵巢炎、附件炎等。盆腔炎多见于已婚妇女，常因经期盆浴或不禁房事，处理分娩、流产、阴道手术时消毒不严，以及阑尾炎的蔓延等原因所造成，按其发病过程及临床表现，可分为急性盆腔炎与慢性盆腔炎两种。盆腔炎以恶寒发热、下腹部疼痛、腰骶部酸痛、带下量多、色黄白为主要症状。妇科检查见子宫体活动受限，有压痛，一侧或双侧附件增粗或增厚，或触及包块，有压痛。若急性盆腔炎波及腹膜，则有腹胀、下腹部肌肉紧张、有压痛及反跳痛。足部药浴与足部按摩对盆腔炎有辅助治疗功效。

1. 足部药浴

方 1　蒲公英野菊花方

组成：蒲公英 50 克，野菊花 30 克，马齿苋 40 克，马兰头

40克。

用法:将以上药物同入锅中,加水适量,煎煮30分钟,去渣取汁,与3000毫升沸水同入泡足桶中,先熏蒸后泡足,每晚1次,每次30分钟。7天为1个疗程。

功效:清热利湿。主治急性盆腔炎。

方2 败酱草鱼腥草方

组成:败酱草40克,鱼腥草30克,紫花地丁50克,牡丹皮10克。

用法:将以上药物同入锅中,加水适量,煎煮30分钟,去渣取汁,与3000毫升沸水同入泡足桶中,先熏蒸后泡足,每晚1次,每次30分钟。7天为1个疗程。

功效:清热利湿。主治急性盆腔炎。

方3 大黄丹皮方

组成:生大黄20克,牡丹皮15克,赤芍20克,黄柏15克,知母15克。

用法:将以上药物同入锅中,加水适量,煎煮30分钟,去渣取汁,与3000毫升沸水同入泡足桶中,先熏蒸后泡足,每晚1次,每次30分钟。7天为1个疗程。

功效:清热利湿。主治急性盆腔炎。

方4 橘皮橘核方

组成:橘皮30克,橘核50克,荔枝核40克,青皮20克,

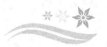

赤芍 30 克。

用法:将以上药物同入锅中,加水适量,煎煮 30 分钟,去渣取汁,与 3 000 毫升沸水同入泡足桶中,先熏蒸后泡足,每晚 1 次,每次 30 分钟。7 天为 1 个疗程。

功效:解郁活血,化瘀止痛。主治慢性盆腔炎。

方 5　桃仁红花方

组成:桃仁 30 克,红花 10 克,丹参 20 克,川芎 15 克。

用法:将以上药物同入锅中,加水适量,煎煮 30 分钟,去渣取汁,与 3 000 毫升沸水同入泡足桶中,先熏蒸后泡足,每晚 1 次,每次 30 分钟。7 天为 1 个疗程。

功效:解郁活血,化瘀止痛。主治慢性盆腔炎。

2. 足部按摩

(1)按摩的反射区及穴位

反射区:基本反射区(肾、输尿管、膀胱、尿道、腹腔神经丛 5 个),甲状旁腺,子宫,子宫颈,阴道,生殖腺,下腹部,腹股沟,胸部淋巴结,上、下身淋巴结等反射区。

穴位:行间、太冲、太溪、三阴交、照海、地机、阴陵泉、足三里等。

(2)按摩的程序与方法

①食指关节刮压基本反射区各 1～2 分钟。

②食指关节点按甲状旁腺反射区 30～50 次。

③拇指指腹按揉子宫、子宫颈、阴道、生殖腺等反射区各 3～5 分钟。

④拇指指腹推按下腹部、腹股沟反射区各 3～5 分钟。

⑤食指关节点按胸部淋巴结,上、下身淋巴结反射区各 3 分钟。

⑥拇指点按行间、太冲、三阴交、照海、地机、阴陵泉、足三里等穴各 30～50 次。

⑦重复刮压 5 个基本反射区各 1～2 分钟。

(四)足疗防治更年期综合征

更年期综合征也称绝经期综合征,是指妇女到了 45～55 岁,由于生理改变,机体一时不能适应而出现特定的一系列综合病症。也就是说,妇女在绝经期前后出现月经异常,如月经周期紊乱,经量或多或少,并伴有不同程度的自主神经功能失调的症状,如潮热、出汗、头晕、失眠、心悸、水肿、烦躁,甚至情志异常等,中医学称为绝经前后诸证。足部药浴与足部按摩相结合对更年期综合征有辅助治疗功效。

1. 足部药浴

方1　何首乌女贞子方

组成:制何首乌 50 克,女贞子 60 克,苦丁茶 10 克。

用法:将以上药物同入锅中,加水适量,煎煮 30 分钟,去渣取汁,倒入泡足桶中,浸泡双足 30 分钟,每晚 1 次。10 天为 1 个疗程。

功效:滋补肝肾,平肝降火。主治更年期综合征。症见月经紊乱,头昏耳鸣,五心烦热,急躁口苦者。

方2 女贞子墨旱莲方

组成:女贞子40克,墨旱莲50克,合欢皮60克,绿茶5克。

用法:将以上药物同入锅中,加水适量,煎煮30分钟,去渣取汁,倒入泡足桶中,浸泡双足30分钟,每晚1次。10天为1个疗程。

功效:滋补肝肾,平肝降火。主治更年期综合征。症见月经紊乱,头昏耳鸣,五心烦热,急躁口苦者。

方3 枸杞叶菊花方

组成:枸杞叶60克,菊花20克,穿心莲15克,苦丁茶3克。

用法:将以上药物同入锅中,加水适量,煎煮30分钟,去渣取汁,倒入泡足桶中,浸泡双足30分钟,每晚1次。10天为1个疗程。

功效:滋补肝肾,平肝降火。主治更年期综合征。症见月经紊乱,头昏耳鸣,五心烦热,急躁口苦者。

方4 菟丝子五味子方

组成:菟丝子30克,五味子20克,杜仲30克,桑寄生30克。

用法:将以上药物同入锅中,加水适量,煎煮30分钟,去渣取汁,倒入泡足桶中,浸泡双足30分钟,每晚1次。10天为 1 个疗程。

功效:温补脾肾。主治更年期综合征。症见月经失调,形寒肢冷,腰酸水肿者。

方 5 补骨脂山药方

组成:补骨脂 30 克,怀山药 20 克,五味子 15 克,丹参 30克。

用法:将以上药物同入锅中,加水适量,煎煮 30 分钟,去渣取汁,倒入泡足桶中,浸泡双足 30 分钟,每晚 1 次。10 天为 1 个疗程。

功效:温补脾肾。主治更年期综合征。症见月经失调,形寒肢冷,腰酸水肿者。

方 6 淫羊藿夜交藤方

组成:淫羊藿 20 克,夜交藤 50 克,川椒 15 克。

用法:将以上药物同入锅中,加水适量,煎煮 30 分钟,去渣取汁,倒入泡足桶中,浸泡双足 30 分钟,每晚 1 次。10 天为 1 个疗程。

功效:温补脾肾。主治更年期综合征。症见月经失调,形寒肢冷,腰酸水肿者。

方 7 刀豆壳橘皮方

组成:刀豆壳 30 克,橘皮 40 克,金橘叶 50 克,香附 20 克。

用法:将以上药物同入锅中,加水适量,煎煮 30 分钟,去

渣取汁,倒入泡足桶中,浸泡双足 30 分钟,每晚 1 次。10 天
为 1 个疗程。

功效:疏肝解郁,理气化痰。主治更年期综合征。症见
胸胁及小腹胀满疼痛,抑郁不乐者。

<h3 style="text-align:center">方 8　金橘叶青皮方</h3>

组成:金橘叶 50 克,青皮 20 克,陈皮 30 克,川芎 20 克。

用法:将以上药物同入锅中,加水适量,煎煮 30 分钟,去
渣取汁,倒入泡足桶中,浸泡双足 30 分钟,每晚 1 次。10 天
为 1 个疗程。

功效:疏肝解郁,理气化痰。主治更年期综合征。症见
胸胁及小腹胀满疼痛,抑郁不乐者。

<h3 style="text-align:center">方 9　合欢皮白萝卜方</h3>

组成:合欢皮 60 克,白萝卜片 200 克,首乌藤 50 克。

用法:将以上药物同入锅中,加水适量,煎煮 30 分钟,去
渣取汁,倒入泡足桶中,浸泡双足 30 分钟,每晚 1 次。10 天
为 1 个疗程。

功效:疏肝解郁,理气化痰。主治更年期综合征。症见
胸胁及小腹胀满疼痛,抑郁不乐者。

2. 足部按摩

(1)按摩的反射区及穴位

反射区:基本反射区(肾、输尿管、膀胱、尿道、腹腔神经
丛 5 个),垂体,大脑,甲状腺,甲状旁腺,子宫,生殖腺,胸部,

胸部淋巴结,肝,胆,脾,下腹部(月经不调区),腹股沟等反射区。

穴位:涌泉、行间、太冲、太溪、三阴交、足三里、阳陵泉、足临泣、丰隆等。

(2)按摩的程序与方法

①食指关节刮压基本反射区各1～2分钟。

②食指关节点按垂体反射区30～50次。

③拇指关节刮压大脑、甲状旁腺、甲状腺等反射区各30～50次。

④食指关节点按肝、胆、脾反射区各1～2分钟。

⑤拇指指腹推压或按揉子宫、生殖腺、胸部、胸部淋巴结等反射区各3～5分钟。

⑥拇指指腹推按下腹部、腹股沟反射区各1～2分钟。

⑦拇指点按涌泉、行间、太冲、太溪、三阴交、足三里、阳陵泉、足临泣、丰隆等穴各30～50次。

⑧重复刮压基本反射区各1～2分钟。

(五)足疗防治性欲淡漠

性欲淡漠亦称性欲冷淡,是指缺乏性欲,或虽有性欲,但每次都不能进入持久的高潮期或不能激起性欲高潮,从而得不到性欲的满足所表现的一种病理状态。有些人在结婚后很久仍缺乏性的欲望,因而对性生活不感兴趣,甚至逐渐厌恶,出现性欲淡漠精神状态。有些则是性的感受不足,性交时感觉不到应有的快感,亦无性高潮的表现。性欲淡漠对夫妇正常的性生活将产生严重的负面影响,而且是女性不孕不育的主要因素之一。男、女均可发生性欲淡漠,女性多于男性。性欲淡漠的主要原因是对性知识了解不足而产生的心理障碍,情绪抑制,恐惧,精神紧张,性生活不协调,以及卵巢功能不良、垂体前叶功能减退、促进腺激素及肾上腺皮质激素分泌功能失调等因素所致。足部药浴与足部按摩相结合,可增强性腺功能,促进性欲,改善性欲淡漠。

1. 足部药浴

方 1　三子方

组成:桑葚 30 克,枸杞子 20 克,女贞子 50 克,白酒 50 毫升。

用法:将前 3 味药物同入锅中,加水适量,煎煮 30 分钟,去渣取汁,与 3 000 毫升沸水及白酒同入泡足桶中,先熏蒸后泡足,每晚 1 次,每次 30 分钟。15 天为 1 个疗程。

功效:补益肝肾,促进性欲。主治肝肾阴虚型性欲淡漠,症见性欲淡漠,甚至出现性厌恶、性欲抑制,性交时缺乏性高潮,阴道干涩,头昏,耳鸣,两目干涩,腰膝酸软,舌体偏瘦,苔薄,或见舌质红,脉细小。

方 2　熟地黄首乌方

组成:熟地黄 30 克,制何首乌 40 克,沙苑子 20 克,山药 15 克,白酒 50 毫升。

用法:将前 4 味药物同入锅中,加水适量,煎煮 30 分钟,

足疗养生

去渣取汁,与 3 000 毫升沸水及白酒同入泡足桶中,先熏蒸后泡足,每晚 1 次,每次 30 分钟。15 天为 1 个疗程。

功效:补益肝肾,促进性欲。主治肝肾阴虚型性欲淡漠。症见性欲淡漠,甚至出现性厌恶、性欲抑制,性交时缺乏性高潮,阴道干涩,头昏,耳鸣,两目干涩,腰膝酸软,舌体偏瘦,苔薄,或见舌质红,脉细小。

方 3 仙茅淫羊藿方

组成:仙茅 30 克,淫羊藿 40 克,锁阳 20 克,白酒 50 毫升。

用法:将前 3 味药物同入锅中,加水适量,煎煮 30 分钟,去渣取汁,与 3 000 毫升沸水及白酒同入泡足桶中,先熏蒸后泡足,每晚 1 次,每次 30 分钟。15 天为 1 个疗程。

功效:温肾壮阳,增进性欲。主治肾阳不足型性欲淡漠。症见性欲淡漠,甚至出现性厌恶、性欲抑制,面色淡白或黧黑,头昏耳鸣,腰膝酸软,畏寒肢冷,下腹部发冷,小便清长,夜间多尿,舌淡苔薄,脉沉弱。

方 4 韭菜子雄蚕蛾方

组成:韭菜子 30 克,雄蚕蛾 50 克,红茶 3 克,白酒 50 毫升。

用法:将前 3 味药物同入锅中,加水适量,煎煮 30 分钟,去渣取汁,与 3 000 毫升沸水及白酒同入泡足桶中,先熏蒸后泡足,每晚 1 次,每次 30 分钟。15 天为 1 个疗程。

功效:温肾壮阳,增进性欲。主治肾阳不足型性欲淡漠。症见性欲淡漠,甚至出现性厌恶、性欲抑制,面色淡白或黧黑,头昏耳鸣,腰膝酸软,畏寒肢冷,下腹部发冷,小便清长,夜间多尿,舌淡苔薄,脉沉弱。

方 5　金橘叶青皮方

组成:金橘叶 50 克,青皮 30 克,橘皮 60 克,川芎 15 克。

用法:将以上 4 味药同入锅中,加水适量,蒸煮 30 分钟,去渣取汁,与 3 000 毫升沸水同入泡足桶中先熏蒸后泡足,每晚 1 次,每次 30 分钟。15 天为 1 个疗程。

功效:疏肝解郁,促进性欲。主治肝郁气滞型性欲淡漠。症见性欲淡漠,甚至出现性厌恶、性欲抑制,性交时缺乏性欲高潮,精神抑郁,胸闷不舒,或见乳房胀痛,食欲不振,苔薄白或薄黄,脉弦细。

方 6　萝卜莱菔子方

组成:红萝卜 100 克,莱菔子 30 克,青葱 20 克,香橼皮 30 克,橘皮 50 克。

用法:将红萝卜连皮洗净后切片,青葱切段,与莱菔子、香橼皮、橘皮同入锅中,加水适量,蒸煮 30 分钟,去渣取汁,与 3 000 毫升沸水同入泡足桶中,先熏蒸后泡足,每晚 1 次,每次 30 分钟。15 天为 1 个疗程。

功效:疏肝解郁,促进性欲。主治肝郁气滞型性欲淡漠。症见性欲淡漠,甚至出现性厌恶、性欲抑制,性交时缺乏性高

潮,精神抑郁,胸闷不舒,或见乳房胀痛,食欲不振,苔薄白或薄黄,脉弦细。

2. 足部按摩

(1)按摩的反射区及穴位

反射区:基本反射区(肾、输尿管、膀胱、尿道、腹腔神经丛5个),垂体,大脑,甲状腺,甲状旁腺,腰椎,骶骨,尾骨,子宫,子宫颈,阴道,生殖腺,胸部,胸腺,胸部淋巴结,下腹部,腹股沟等反射区。

穴位:涌泉、太冲、太溪、照海、三阴交、足三里、水泉、申脉等。

(2)按摩的方法与程序

①食指关节刮压基本反射区各1~2分钟。

食指关节点按垂体反射区1~2分钟。

拇指关节刮压大脑、甲状腺反射区各1~2分钟。

②拇指关节点按甲状旁腺反射区1~2分钟。

③拇指指腹按揉腰椎、骶骨、尾骨、子宫、子宫颈、阴道、生殖腺、胸部、胸部淋巴结、胸腺等反射区各1~2分钟。

④拇指指腹推按下腹部、腹股沟反射区各30~50次。

⑤拇指指腹按揉子宫、子宫颈、阴道、生殖腺等反射区各3~5分钟。

⑥拇指点按涌泉、太冲、照海、太溪、三阴交、足三里、水泉、申脉等穴各30~50次。

⑦重复刮压基本反射区各1~2分钟。

七、足疗防治儿科病症

（一）足疗防治小儿发热

引起小儿发热的原因很多,一般包括感染性发热与非感染性发热两大类。感染性发热大多是由病毒、细菌、支原体等各种病原体所引起,非感染性发热由无菌性坏死物质的吸收、抗原-抗体反应、内分泌功能障碍、体温调节中枢功能异常、自主神经功能紊乱等引起。婴幼儿由于大脑皮质发育尚未完全,体温调节中枢未臻完善,所以微小的刺激就容易引起发热。小儿高热可引起惊厥,通过足部药浴与足部按摩可使高热下降,也是治标的一项措施。

1. 足部药浴

方 1　银花连翘方

组成:金银花 20 克,连翘 15 克,炒黄芩 20 克,薄荷(后下)15 克,羌活 10 克。

用法:将以上药物同入锅中,加水适量,煎煮 30 分钟,去渣取汁,倒入泡足桶中,待水温降至 30℃ 左右时,用毛巾蘸药汁洗浴患儿全身,然后浸泡腿足 10 分钟,每天 1～2 次。3 天为 1 个疗程。

 足疗养生

功效:清热解毒,疏风祛邪。主治小儿发热。

方2 大青叶山栀方

组成:大青叶 30 克,生栀子 15 克,大豆卷 20 克,冰片 2 克。

用法:将以上前 3 味药同入锅中,加水适量,煎煮 30 分钟,去渣取汁,倒入泡足桶中,调入冰片待冰片溶化,水温降至 30℃左右时,用毛巾蘸药汁洗浴患儿全身,然后浸泡腿足10 分钟,每天 1~2 次。3 天为 1 个疗程。

功效:清热解毒,发汗解表。主治小儿发热。

方3 板蓝根土牛膝方

组成:板蓝根 30 克,土牛膝 40 克,钩藤(后下)20 克,防风 15 克,冰片 2 克。

用法:将以上前 4 味药同入锅中,加水适量,煎煮 30 分钟,去渣取汁,倒入泡足桶中,调入冰片,待冰片溶化,水温降至 30℃左右时,用毛巾蘸药汁洗浴患儿全身,然后浸泡腿足10 分钟,每天 1~2 次。3 天为 1 个疗程。

功效:清热解毒,发汗解表。主治小儿发热。

方4 香薷藿香方

组成:香薷 20 克,藿香 15 克,佩兰 15 克,连翘 15 克,生姜 20 克,葱白 15 克,冰片 2 克。

用法:将以上前 6 味药同入锅中,加水适量,煎煮 30 分钟,去渣取汁,倒入泡足桶中,调入冰片,待冰片溶化,水温降

至 30℃ 左右时,用毛巾蘸药汁洗浴患儿全身,然后浸泡腿足 10 分钟,每天 1～2 次。3 天为 1 个疗程。

功效:清热消暑退热。主治夏季小儿发热。

方 5　青蒿方

组成:青蒿 200 克。

用法:将青蒿倒入锅中,加水适量,煎煮 30 分钟,去渣取汁,倒入泡足桶中,待水温降至 30℃ 左右时,用毛巾蘸药汁洗浴患儿全身,然后浸泡腿足 10 分钟,每天 1～2 次。3 天为 1 个疗程。

功效:清热解暑退热。主治夏季小儿发热。

方 6　香薷豆卷方

组成:香薷 20 克,大豆卷 15 克,藿香(后下)20 克,浮萍 30 克,大青叶 20 克,鲜竹叶 50 克。

用法:将以上药物同入锅中,加水适量,煎煮 30 分钟,去渣取汁,倒入泡足桶中,待水温降至 30℃ 左右时,用毛巾蘸药汁洗浴患儿全身,然后浸泡腿足 10 分钟,每天 1～2 次。3 天为 1 个疗程。

功效:清热解暑退热。主治夏季小儿发热。

2. 足部按摩

(1)按摩的反射区及穴位

反射区:基本反射区(肾、输尿管、膀胱、尿道、腹腔神经丛 5 个),大脑,前额,三叉神经,甲状旁腺,肺,支气管,脾,胸部,各淋巴结(头颈淋巴结,胸部淋巴结,上、下身淋巴结)等反射区。

穴位:涌泉、内庭、厉兑、侠溪等。

(2)按摩的程序与方法

①食指关节刮压基本反射区各1～2分钟。

②拇指指腹推压大脑、前额、三叉神经反射区各1～2分钟。

③拇指指端点按甲状旁腺反射区1分钟。

④食指关节刮压肺、支气管反射区各3～5分钟。

⑤食指关节按揉脾、胸部、各淋巴结等反射区各3～5分钟。

⑥点按涌泉、内庭、厉兑、侠溪等穴各30～50次。

⑦重复刮压5个基本反射区各1～2分钟。

(二)足疗防治小儿厌食症

小儿厌食症是指小儿较长时期对正餐食欲减退或食量减少,甚至拒食的一种病症,在纠正不良饮食习惯,培养其定时定量进食,少吃或不吃零食和糖果的同时,采用足部药浴与足部按摩疗法,可收到事半功倍之效。

1. 足部药浴

方 1　槟榔良姜方

组成:槟榔20克,高良姜15克,莱菔子20克。

用法:将以上药物同入锅中,加水适量,煎煮30分钟,去

渣取汁,倒入泡足桶中,待药液温度降至 30℃ 左右时,浸泡双足 15 分钟,每天 1 次。5 天为 1 个疗程。

功效:消食导滞开胃。主治小儿厌食症。

方 2 藿香吴茱萸方

组成:藿香 20 克,吴茱萸 15 克,木香 10 克,丁香 3 克。

用法:将以上药物同入锅中,加水适量,煎煮 30 分钟,去渣取汁,倒入泡足桶中,待药液温度降至 30℃ 左右时,浸泡双足 15 分钟,每天 1 次。5 天为 1 个疗程。

功效:理气开胃。主治小儿厌食症,尤其适用于夏季使用。

方 3 陈皮山楂方

组成:陈皮 20 克,山楂 30 克,怀山药 20 克,白豆蔻 2 克。

用法:将以上药物同入锅中,加水适量,煎煮 30 分钟,去渣取汁,倒入泡足桶中,待药液温度降至 30℃ 左右时,浸泡双足 15 分钟,每天 1 次。5 天为 1 个疗程。

功效:理气开胃。主治小儿厌食症,尤适用于夏季使用。

方 4 谷芽麦芽方

组成:炒谷芽 30 克,炒麦芽 30 克,焦山楂 50 克,砂仁 2 克。

用法:将以上药物同入锅中,加水适量,煎煮 30 分钟,去渣取汁,倒入泡足桶中,待药液温度降至 30℃ 左右时,浸泡双足 15 分钟,每天 1 次。5 天为 1 个疗程。

功效:理气开胃。主治小儿厌食症,尤其适用于夏季使用。

2. 足部按摩

(1)按摩的反射区及穴位

反射区:基本反射区(肾、输尿管、膀胱、尿道、腹腔神经丛5个),垂体,肺,胃肠道(胃、胰、十二指肠、小肠、盲肠、升结肠、横结肠、降结肠、乙状结肠、直肠、肛门),胸部淋巴结等反射区。

穴位:内庭、太冲、下巨虚、三阴交、上巨虚、解溪、足三里等。

(2)按摩的程序与方法(手法以轻柔为主)

①食指关节刮压基本反射区各1~2分钟。

②食指关节点按垂体反射区30次。

③食指关节刮压肺、甲状腺、甲状旁腺反射区各2~3分钟。

④食指关节刮压或按揉胃肠道反射区共5~7分钟。

⑤食指关节点按胸部淋巴结反射区30~50次。

⑥拇指点按内庭、太冲、下巨虚、三阴交、上巨虚、阴陵泉、足三里等穴各30次。

⑦重复刮压5个基本反射区各1~2分钟。

(三)足疗防治小儿疳积

小儿疳积是指喂养不当,或因多种疾病的影响引起的慢性营养障碍性疾病。西医称为"营养不良"。本病可发生于任何年龄的小儿,但以婴幼儿多见。临床以面色萎黄,皮肤

干枯,肌肉消瘦,腹部膨大,青筋暴露,毛发稀疏无光泽为特征,足部药浴与足部按摩疗法对本病有辅助治疗功效。

1. 足部药浴

方 1　白术陈皮方

组成:白术 20 克,陈皮 15 克,扁豆 30 克,枳实 15 克,山楂 30 克。

用法:将以上药物同入锅中,加水适量,煎煮 30 分钟,去渣取汁,倒入泡足桶中,待水温降至 30℃时,浸泡双足 15 分钟,每晚 1 次。10 天为 1 个疗程。

功效:健脾助运,理气开胃。主治小儿疳积。

方 2　大腹皮楂曲方

组成:大腹皮 20 克,山楂 30 克,神曲 30 克,薄荷 15 克。

用法:将以上药物同入锅中,加水适量,煎煮 30 分钟,去渣取汁,倒入泡足桶中,待水温降至 30℃时,浸泡双足 15 分钟,每晚 1 次。10 天为 1 个疗程。

功效:健脾助运,理气开胃。主治小儿疳积。

方 3　苍术山楂方

组成:苍术 30 克,白术 20 克,焦山楂 30 克,陈皮 20 克。

用法:将以上药物同入锅中,加水适量,煎煮 30 分钟,去渣取汁,倒入泡足桶中,待水温降至 30℃时,浸泡双足 15 分钟,每晚 1 次。10 天为 1 个疗程。

功效:健脾助运,理气开胃。主治小儿疳积。

方 4　胡黄连白芍方

组成:胡黄连 15 克,白芍 20 克,白术 30 克,青皮 15 克,橘皮 30 克。

用法:将以上药物同入锅中,加水适量,煎煮 30 分钟,去渣取汁,倒入泡足桶中,待水温降至 30℃时,浸泡双足 15 分钟,每晚 1 次。10 天为 1 个疗程。

功效:清热理气,健脾助运。主治小儿疳积,以贪吃所致的腹泻便溏,易发脾气者为佳。

2. 足部按摩

(1)按摩的反射区及穴位

反射区:基本反射区(肾、输尿管、膀胱、尿道、腹腔神经丛 5 个),垂体,大脑,甲状腺,甲状旁腺,胃肠道(胃、胰、十二指肠、小肠、盲肠、升结肠、横结肠、降结肠、乙状结肠和直肠、肛门),胸部,胸腺,各淋巴结(胸部淋巴结,上、下身淋巴结)等反射区。

穴位:涌泉、内庭、解溪、太冲、隐白、然谷、太白、足三里等。

(2)按摩的程序与方法

①食指关节刮压基本反射区各 1~2 分钟。

②食指关节点按垂体、甲状旁腺反射区各 30~50 次。

③食指关节刮压大脑、甲状腺、肺反射区各 1~2 分钟。

④食指关节刮压或按揉肝、胆、脾、胃肠道等反射区各 3~5 分钟。

⑤食指关节点按各淋巴结反射区各 1～2 分钟。

⑥拇指点按涌泉、内庭、解溪、太冲、隐白、然谷、太白、足三里等穴各 30 次。

⑦重复刮压 5 个基本反射区各 1～2 分钟。

(四)足疗防治小儿遗尿

学龄期儿童夜间睡眠时不自觉地排尿,称为遗尿。临床可分为肾气不足和肝胆火旺两种证候,以前者为多。本病虽无严重后果,但影响儿童身体健康。至于学龄前儿童或白天嬉戏过度,夜间有时遗尿者,不属病态。足部药浴与足部按摩疗法对小儿遗尿有一定疗效。

1. 足部药浴

方 1　地黄桑螵蛸方

组成:生地黄 30 克,山药 40 克,黄芪 30 克,桑螵蛸 30 克。

用法:将以上药物同入锅中,加水适量,煎煮 30 分钟,去渣取汁,倒入泡足桶中,待药液温度降至 30℃时,浸泡双足 20 分钟,每晚 1 次。10 天为 1 个疗程。

功效:补肾益气,缩尿。主治小儿肾虚遗尿。

方 2　山药益智仁方

组成:山药 30 克,乌药 20 克,益智仁 30 克。

用法:将以上药物同入锅中,加水适量,煎煮 30 分钟,去

渣取汁,倒入泡足桶中,待药液温度降至 30℃ 时,浸泡双足 20 分钟,每晚 1 次。10 天为 1 个疗程。

功效:补肾益气,缩尿。主治小儿肾虚遗尿。

方 3　补骨脂覆盆子方

组成:补骨脂 30 克,覆盆子 40 克,桑螵蛸 20 克,远志 15 克,石菖蒲 20 克。

用法:将以上药物同入锅中,加水适量,煎煮 30 分钟,去渣取汁,倒入泡足桶中,待药液温度降至 30℃ 时,浸泡双足 20 分钟,每晚 1 次。10 天为 1 个疗程。

功效:补肾益气,缩尿。主治小儿肾虚遗尿。

方 4　龙胆草山栀方

组成:龙胆草 5 克,生栀子 20 克,生地黄 30 克,黄柏 15 克,木通 10 克。

用法:将以上药物同入锅中,加水适量,煎煮 30 分钟,去渣取汁,倒入泡足桶中,待药液温度降至 30℃ 时,浸泡双足 20 分钟,每晚 1 次。10 天为 1 个疗程。

功效:平肝泄热。主治肝胆火旺引起的小儿遗尿。

2. 足部按摩

(1)按摩的反射区及穴位

反射区:基本反射区(肾、输尿管、膀胱、尿道、腹腔神经丛 5 个),垂体,大脑,甲状腺,甲状旁腺,腰椎,骶骨,尾骨,子宫(前列腺),生殖腺,腹股沟等反射区。

穴位:涌泉、太溪、三阴交、足三里、阴陵泉等。

(2)按摩的程序与方法

①食指关节刮压基本反射区各 1～2 分钟。

②食指关节点按垂体反射区 30～50 次。

③刮压大脑、甲状腺反射区各 30～50 次。

④食指关节点按甲状旁腺反射区 30～50 次。

⑤食指关节刮压肾、肾上腺、输尿管、膀胱、尿道等反射区共 5～7 分钟,再用拇指指腹推压或按揉腰椎、骶骨、尾骨、子宫(前列腺)、阴茎、生殖腺、腹股沟等反射区各 30～50 次。

⑥拇指点按涌泉、太溪、三阴交、足三里、阴陵泉等穴各 30～50 次。

⑦重复刮压基本反射区各 1～2 分钟。

(五)足疗防治小儿流涎

小儿流涎,中医称为"小儿滞颐",俗称"流口水",指儿童口涎不自觉地从口内流溢出来的病症,以 3 岁以下的幼儿最为多见。由于幼儿长期流口水,致使口周潮红、糜烂,尤其是两侧口角为著。足部药浴与足部按摩疗法可改善小儿流涎。

1. 足部药浴

方 1 桂枝吴萸方

组成:桂枝 30 克,吴茱萸 20 克。

用法:将上药同入锅中,加水适量,煎煮 20 分钟,去渣取汁,倒入泡足桶中,待药液温度降至 30℃时,浸泡双足 30 分

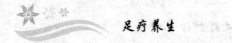

钟,每晚 1 次。10 天为 1 个疗程。

功效:温脾,散寒,缩涎。主治小儿流涎,对脾胃虚寒者尤为适宜。

方 2   白矾方

组成:白矾 50 克。

用法:将 40℃温水倒入泡足桶中,加入碾碎的白矾搅匀,待白矾溶化后,浸泡双足 30 分钟,每晚 1 次。10 天为 1 个疗程。

功效:温脾,散寒,缩涎。主治小儿流涎,对脾胃虚寒者尤为适宜。

方 3   益智仁五味子方

组成:益智仁 40 克,五味子 20 克。

用法:将上药同入锅中,加水适量,煎煮 20 分钟,去渣取汁,倒入泡足桶中,待药液温度降至 30℃,浸泡双足 30 分钟,每晚 1 次。10 天为 1 个疗程。

功效:温补脾肾,缩涎。主治小儿流涎,对肾虚者尤为适宜。

方 4   南星陈醋方

组成:生天南星末 30 克,陈醋 15 毫升。

用法:将生天南星末入锅,加水适量,煎煮 30 分钟,去渣取汁,调入陈醋,倒入泡足桶中,待药液温度降至 30℃时泡

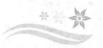

足 20 分钟,每晚 1 次。10 天为 1 个疗程。

功效:化痰控涎。主治小儿流涎。

方 5　南星吴萸方

组成:胆南星 30 克,吴茱萸 10 克,黑牵牛子、白牵牛子各 50 克。

用法:将上药同入锅中,加水适量,煎煮 20 分钟,去渣取汁,倒入泡足桶中,待药液温度降至 30℃时,浸泡双足 30 分钟,每晚 1 次。10 天为 1 个疗程。

功效:温脾益肾,化湿除涎。主治小儿流涎。

2. 足部按摩

(1)按摩的反射区及穴位

反射区:基本反射区(肾、输尿管、膀胱、尿道、腹腔神经丛 5 个),垂体,大脑,甲状腺,肺,肾上腺,肝,胆,脾,胃肠道(胃、胰、十二指肠、小肠、盲肠、升结肠、横结肠、降结肠、乙状结肠和直肠、肛门),各淋巴结(头颈淋巴结,胸部淋巴结,上、下身淋巴结)等反射区。

穴位:涌泉、三阴交、然谷、复溜、足三里等。

(2)按摩的程序与方法

①食指关节刮压基本反射区各 1～2 分钟。

②食指关节点按垂体、肾上腺反射区各 30～50 次,拇指按揉舌、口腔反射区各 5～7 分钟。

③食指关节刮压大脑、甲状腺、肺、脾等反射区各 1～2分钟。

④食指关节按揉或刮压肝、胆、胃肠道等反射区各 3～5 分钟。

⑤食指关节点按各淋巴结反射区共 1～2 分钟。

⑥拇指点按涌泉、三阴交、然谷、复溜、足三里等穴各 30～50 次。

⑦重复刮压 5 个基本反射区各 1～2 分钟。

(六)足疗防治小儿夜啼

小儿白天如常,入夜则啼哭,或每夜定时啼哭称为夜啼。本病多见于 3 个月以内的幼小婴儿,若因伤食、停食、饥饿、尿布浸湿、腰带过紧、皮肤瘙痒等引起者不属于本病范围。足部药浴与足部按摩疗法对小儿夜啼有一定疗效。

1. 足部药浴

方 1 桑叶菊花方

组成:桑叶 30 克,杭菊花 40 克。

用法:将以上药物同入锅中,加水适量,煎煮 20 分钟,去渣取汁,倒入泡足桶中,待水温降至 30℃时,浸泡双足 20 分钟,每晚 1 次。10 天为 1 个疗程。

功效:平肝清热。主治小儿夜啼。

方 2 钩藤栀子方

组成:钩藤(后下)30 克,栀子 20 克,菊花 15 克。

用法:将以上药物同入锅中,加水适量,煎煮 20 分钟,去

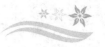

渣取汁,倒入泡足桶中,待水温降至 30℃时,浸泡双足 20 分钟,每晚 1 次。10 天为 1 个疗程。

功效:平肝清热。主治小儿夜啼。

方3　柏子仁牡蛎方

组成:柏子仁 30 克,生牡蛎 40 克,生龙骨 40 克。

用法:将以上药物同入锅中,加水适量,煎煮 20 分钟,去渣取汁,倒入泡足桶中,待水温降至 30℃时,浸泡双足 20 分钟,每晚 1 次。10 天为 1 个疗程。

功效:镇静安神。主治小儿夜啼,对受到惊吓引起者尤为适宜。

方4　胡椒山楂方

组成:白胡椒 15 克,焦山楂 30 克,炒麦芽 30 克。

用法:将以上药物同入锅中,加水适量,煎煮 20 分钟,去渣取汁,倒入泡足桶中,待水温降至 30℃时,浸泡双足 20 分钟,每晚 1 次。10 天为 1 个疗程。

功效:健胃消食。主治小儿夜啼症,食滞脾胃者尤为适宜。

2. 足部按摩

(1)按摩的反射区及穴位

反射区:基本反射区(肾、输尿管、膀胱、尿道、腹腔神经丛 5 个),垂体,大脑,小脑,脑干,肾上腺,心,肝,胆,脾,胃肠道(胃、胰、十二指肠、小肠、盲肠、升结肠、横结肠、降结肠、乙

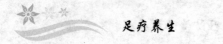

状结肠和直肠、肛门)等反射区。

穴位:涌泉、太溪、足三里、三阴交等。

(2)按摩的程序与方法

①食指关节刮压基本反射区各1~2分钟。

②食指关节点按垂体反射区30~50次。

③刮压大脑反射区,拇指指腹按揉小脑、脑干反射区各30~50次。

④食指关节点按肾上腺、心、肝、胆、脾、胃肠道等反射区各30~50次。

⑤拇指点按涌泉、太溪、足三里、三阴交等穴各30~50次。

⑥重复刮压5个基本反射区各1~2分钟。